急诊系统化分诊评估手册

主　编　王秀玲　刘延锦　李　博

河南科学技术出版社
·郑州·

内容简介

急诊预检分诊是急诊工作的第一步，影响患者的疾病转归和治疗，关系到急诊后续工作的顺利进行。《急诊系统化分诊评估手册》旨在提供急诊分诊相关知识，为临床分诊人员提供借鉴。

本书通过介绍急诊分诊概述、创伤类疾病系统化分诊评估、非创伤类疾病系统化分诊评估、急诊绿色通道病种系统化分诊评估、特殊科室系统化分诊评估、特殊人群系统化分诊评估等共六部分，全方位阐述急诊分诊涉及的领域。

本书适合广大急诊科临床医务工作者及急诊医学相关人员阅读使用。

图书在版编目（CIP）数据

急诊系统化分诊评估手册/王秀玲，刘延锦，李博主编. —郑州：河南科学技术出版社，2017.1

ISBN 978-7-5349-8425-9

Ⅰ. ①急… Ⅱ. ①王…②刘…③李 Ⅲ. ①急诊-手册 Ⅳ. ①R459.7-62

中国版本图书馆 CIP 数据核字（2017）第 008125 号

出版发行：河南科学技术出版社
地址：郑州市经五路 66 号 邮编：450002
电话：（0371）65737028 65788870
网址：www.hnstp.cn
策划编辑：李喜婷 范广红
责任编辑：范广红
责任校对：崔春娟
封面设计：张 伟
责任印制：张 巍
印 刷：郑州环发印务有限公司
经 销：全国新华书店
幅面尺寸：170 mm×240 mm 印张：10 字数：164 千字
版 次：2017 年 1 月第 1 版 2017 年 1 月第 1 次印刷
定 价：30.00 元

编写人员名单

主　　审　李　莉　兰　超

主　　编　王秀玲　刘延锦　李　博

副 主 编　王月芹　裴理辉　陈　倩

编　　者　（按姓氏笔画排序）

尹慧珍　叶　磊　刘　南　苏玉敏

杜亚泽　李　晓　李西娟　张　利

张倩倩　贾英岚　高培钦　桑红梅

龚玉琳　韩国杰　潘旗开

前　言

急诊医学已经成为临床医学中的一门独立学科。它涉及范围广泛，作为跨学科、跨专业的综合性医学，其任务是运用最新的研究成果和医学观念，以最先进的医疗设备和技术，为急危重症患者提供优质、快捷的医疗和护理。

随着急诊医学的发展，急诊护理也日新月异地快速发展，护理队伍在不断壮大。急诊危重患者在发病过程中经常会出现多个器官和系统，甚至全身的危及生命的病理生理变化，这就涉及多个学科的知识和技能；面对各种各样的急诊患者，有时情况十分紧急，需要在极短的时间内做出科学、快速、有效、正确的判断和处理，这就需要护理人员有熟练的预检分诊能力、观察病情的能力、与患者及其家属沟通的能力等。因此急诊护理人员需要规范化、专业化的指导。

本书的特色是形式新颖，内容广泛，紧密结合临床预检分诊工作。全书共六章，内容包括急诊分诊概述、创伤类疾病系统化分诊评估、非创伤类疾病系统化分诊评估、急诊绿色通道病种系统化分诊评估、特殊科室系统化分诊评估、特殊人群系统化分诊评估等。例如，一名院前接诊的腹痛患者，急救人员在救护车上就可以将患者的实时情况通过急诊系统传送至抢救室，使得院前的检查、治疗、前期的生命体征一目了然。院内的医护人员可根据传递的信息做到有的放矢，准备好相应的抢救措施。在患者到达急诊门诊测量完生命体征后，利用急诊预检分诊软件中的相关主诉、疼痛评分，结合患者的实际病情，分流至急诊的三个功能区进行诊治，全程实现信息化。希望通过此书让大家具体了解急诊预检分诊的知识，切实为患者解决实际问题，为从事急诊急救工作的医务人员带来方便，推动急救工作的健康、快速发展。

由于专科护理内容广、发展迅速，本书编者将多来年的临床经验细心总结，但水平有限，可能还存在错误或疏漏，恳请广大临床护理工作者、读者给予批评指正，以期改进与完善。

王秀玲

2016 年 10 月

目 录

第一章　急诊分诊概述

卫生部（现国家卫生和计划生育委员会，简称卫计委）于2009年5月印发的《急诊科建设与管理指南（试行）》，第二十四条内容明确表明："急诊应当制定并严格执行分诊程序及分诊原则，按病人的疾病危险程度进行分诊，对可能危及生命安全的患者应当立即实施抢救。"近年来，随着人们生活水平的不断提高，患者对急诊医疗服务的需求已经远远超出有限的急诊医疗资源，急诊分诊直接影响患者的救治效果和患者对医院的满意程度。

第一节　急诊分诊发展历史

一、急诊分诊起源

分诊的英文为"triage"，来自法语，意为"挑选"或"分类"。医疗分诊首先是从军事医学领域中发展起来的，在第一次世界大战期间，法国医生选择治疗那些可以重返前线的伤兵以及决定伤兵转运到后方的必要性与顺序。1963年第一个分诊制度在耶鲁－新哈芬港医院被审议实施，1964年纽约医院开始实行由护士执行急诊分诊制度。同时期美国医院急诊科引入了急诊分诊，20世纪80年代末期急诊分诊被列为医疗保险项目和医院质量认证必备项目。20世纪90年代欧美国家如加拿大、美国等，结合各国国情制定出急诊分诊分级标尺。2011年卫生部出台《急诊病人病情分级指导原则（征求意见稿）》。2013年卫生行业标准《医院急诊科规范化流程》（WS/T 390—2012）实施，正式规范我国急诊的四级分诊系统。2015年，中华护理学会急诊专业委员会主任委员金静芬委托浙江大学医学院附属第二医院护理部，在全国三级甲等综合医院征集意见，起草并完成了急诊预检分诊标准，目前在杭州市处于试用阶段。

二、急诊分诊概念

急诊分诊也称为检诊分诊，是指患者到达急诊门诊后，由急诊分诊护士依据患者病情以及诊疗的优先秩序，合理利用急诊医疗资源，对患者予以快速分类的过程，优先救治病情危重者。国际上对急诊分诊的定义如下：优先救治病情危重患者；减少患者的等待时间；使急诊工作有计划、有秩序地进行，做到“忙而不乱，既快又准”；科学合理地分配有限的急诊医疗资源；改善患者的救治效果；为临床科研提供理论依据。

三、急诊分诊重要性

急诊分诊是患者进入急诊门诊得到及时救治的重要环节，它的合理性和准确性直接影响急诊医疗服务的秩序和质量。做好急诊分诊对患者的分诊指导，合理分配有限的急诊医疗资源，既使患者得到适时诊疗，又保证分诊人员在舒适的环境下对每位患者进行准确的预检分诊。根据患者病情的轻重缓急合理安排不同等级患者的候诊等待时间，能够提高急诊患者的安全性；同时能够提高急诊的服务质量以及患者的满意度，提高医院的信誉和社会认知度。

第二节　急诊分诊现状

目前国内急诊分诊系统尚未完全统一，各级医院分诊尺度不尽相同，急诊分诊工具有待进一步完善，国内也未见权威的医疗文书规定和具体的分诊流程，但在我国香港地区和台湾地区有统一的分诊系统。欧美国家如美国、加拿大、英国、法国等都有统一的分诊系统。

一、国内预检分诊现状

（一）内地预检分诊系统

1. 国家卫计委的四级标准　该标准把急诊分为三区和四级。三区：红区、黄区、绿区。四级：1 级为濒危患者，病情可能随时危及患者生命，需立即抢救；2 级为危重患者，病情有可能在短时间内发展至生命危险和致残危险者，应尽快安排就诊；3 级为急症患者，患者有急性症状表现，但目前明确没有危及生命或致残危险，应在一定的时间段内安排患者就诊；4 级为非急症患者，患者目前没有急性发病症状，无或很少不适主诉。

2. 早期预警评分法（modified early warning score，MEWS） 通过将患者的生命体征、体温及意识等指标换算成相应分值来判断患者的危重程度：>9 分表明死亡危险性大，需入住 ICU 进行专科治疗；5～9 分说明病情变化风险大，需进行 ICU 治疗或专科治疗；<5 分表示患者大多数不需住院治疗。

3. 创伤评估 依据创伤患者的病情评估标准，为创伤患者进行急诊分诊。浙江大学医学院附属第二医院结合创伤评估的水平，将创伤评估法即 CRAMS 评分用于创伤患者的预检分诊中，通过患者的呼吸、运动、腹部、语言以及循环 5 个方面进行评估量化；江苏大学附属人民医院急诊科采取修正创伤评估法对创伤患者的收缩压、呼吸以及 GCS3 个方面进行评估量化。

4. 其他 国内二、三级医院采用的是对危重患者开通“绿色通道”得到优先诊疗，主要实施“先就诊，后挂号；先抢救，后付费；先住院，后办手续”的制度和原则，预检护士通过“一看、二问、三查、四分诊”初步判断患者病情程度。

四川大学华西医院制定了新型导向型急诊分诊流程，北京协和医院、上海交通大学医学院附属新华医院等制定出Ⅰ类、Ⅱ类、Ⅲ类、Ⅳ类、Ⅴ类患者病情的分级标准，分诊人员通过细致观察及测定客观指标对患者进行区域分诊及确定先后次序。

（二）香港预检分诊系统

我国香港地区医院管理局结合临床实践研究，在澳大利亚分诊标尺的基础上制定出《香港医院管理局急诊分诊指南》，通过五级分诊标准，指导急诊分诊人员对患者进行动态观察，依据患者的症状正确判断病情级别，确定其候诊时间。

（三）台湾预检分诊系统

我国台湾于 1998 年研制并推行了统一的急诊分诊系统，最初使用的是四级分诊，不能有效预测患者的住院率以及医疗资源使用情况，存在过度分检的问题。2006 年台湾急诊医学会和急重症护理协会结合患者的主诉，在加拿大急诊预检标尺（Canadian triage and acuity scale，CTAS）基础上制定出五级预检分诊系统（Taiwan triage and acuity scale，TTAS），根据患者病情严重程度及候诊时间分为 5 个级别（表 1－1）；该系统供分诊护士使用，能够较好地预测患者的住院天数、费用及医疗资源情况等，具有较高的信效度。

表 1－1　台湾预检分诊系统（TTAS）

级别	危重程度	等待时间
Ⅰ级	危害生命	立即抢救
Ⅱ级	危及生命需紧急救治	10 min
Ⅲ级	可能危及生命	30 min
Ⅳ级	生命体征平稳	60 min
Ⅴ级	无生命危险	2 h

二、国外预检分诊现状

（一）美国预检系统

20 世纪 90 年代末美国急诊医护人员设立了五级预检分诊系统，即急诊严重度指数（emergency severity index，ESI），将预检分诊与急诊有限医疗资源的使用结合起来，根据患者生命体征以及所需医疗资源等情况进行综合判断。2004 年已修订了第 3 版的 ESI，该版本能较好地预测不同分级患者对急诊资源的使用情况。另外，有些医院采用现场快速检查或者综合分检的预检系统，这些急诊预检手段在美国范围内得到良好应用。

（二）加拿大急诊预检标尺

1998 年，加拿大急诊医师学会与急诊护士协会在澳大利亚预检标尺（Australian triage scale，ATS）的基础上制定了 CTAS。该标尺依据患者的症状及危重程度分为 5 级（表 1－2）；加拿大急诊医师协会于 2004 年及 2008 年两次对 CTAS 进行了修订。目前在 CTAS 的基础上研制出计算机预检分诊系统，不仅适用于年资较低的护士使用，同时也不会增加护士的评估时间。

表 1-2 加拿大急诊预检标尺（CTAS）

类别	危重程度
Ⅰ级	需要复苏
Ⅱ级	危急
Ⅲ级	紧急
Ⅳ级	亚急性
Ⅴ级	不紧急

（三）澳大利亚分诊系统

1977 年，Pink 等制定出首个澳大利亚预检系统，即 Box Hill 预检标尺（立即、紧急、及时、非紧急和常规）。1994 年在此基础上制定出国家预检标尺（national triage scale，NTS），后更名为澳大利亚预检标尺（Australian triage scale，ATS）。该标尺根据患者情况以及可候诊时间分为五级（表 1-3）；ATS 分诊性能较好，护士使用起来比较方便，能够有效预测患者的住院时间、病死率以及 ICU 入住率等。

表 1-3 澳大利亚预检标尺（ATS）

级别	危重程度	等待时间
Ⅰ级	需要复苏	立即复苏
Ⅱ级	危急	10 min
Ⅲ级	紧急	30 min
Ⅳ级	亚紧急	1 h
Ⅴ级	不紧急	2 h

（四）英国分诊系统

1989 年英国急诊医务人员制定了曼彻斯特预检系统（Manchester triage scale，MTS），主要用于英国、葡萄牙和荷兰、爱尔兰、瑞典、德国等国家的急诊室，该标尺包含有 52 个不同的流程图，每个流程图都有相对应的主诉（如头部外伤、咳嗽），并有 6 个主要指标，包括生命危险、疼痛、出血、接诊时的严重程度、意识水平和体温，要求护士熟悉这 52 个流程图，并根据主诉采用合适的流程图对患者进行评估分诊。该标尺具有较高的信度和效度，分为五级（表 1-4），其分诊准确性不受分诊护士的工作经验影响。

表 1－4　英国曼彻斯特预检系统（MTS）

级别	色标	等待时间
Ⅰ级	红色	立即
Ⅱ级	橙色	10 min
Ⅲ级	黄色	1 h
Ⅳ级	绿色	2 h
Ⅴ级	蓝色	4 h

（五）法国分诊系统

20 世纪 90 年代末，法国的医护人员制定了第一版的法国医院急诊护士分诊指南（French emergency nurse classification hospital scale，FENCH），该指南根据患者的病情分为 5 个等级：从Ⅰ级（危重）到Ⅴ级（没有功能损伤），护士需结合指南及患者主客观资料对其进行准确分诊，但该版本的分级标准未考虑患者的主诉及严重程度。21 世纪初医护人员对其进行修订，成为第二版指南（表 1－5），该版本对于预测患者的病情及危重程度具有较高的信效度。

表 1－5　法国医院急诊护士分诊指南（FENCH）

级别	危重程度	等待时间
Ⅰ级	病情危重	立即救治
Ⅱ级	可能有脏器功能障碍	<20 min
Ⅲ级	病情稳定，有潜在脏器功能衰竭的风险	<1 h
Ⅳ级	稳定不复杂的机体功能障碍或机体损伤	<2 h
Ⅴ级	普通就诊患者	暂无限制

三、分诊的主要方法

对一般急诊的患者，分诊护士经常采用的分诊方法是 SOAP：主诉（subjective，S），收集从患者亲属朋友和救护人员处得知的所有资料；观察（objective，O），实际上看到的是什么或者真正观察到的数据；评估（assess，A），综合以上情况初步判断患者的病情或者是根据直观和客观的数据判断患者病情；计划（plan，P），组织程序和进行专科分诊，即调查、干预优先级。目前临床中常用还有改良早期预警评分法（modified early warning score，MEWS），能够使分诊护士充分了解患者的病情，并且能够识别危重疾病，使危重患者能够得到优先就诊，便于在急诊分诊中应用。近年来，信息系统的快速发展使急诊分诊信息化取得快速进步，多家医院通过引进技术，结合临床实际，开发出适合自己的分诊软件。

（一）分诊管理软件

郑州大学第一附属医院采用的是 DoCare 急诊临床信息系统。北京协和医院及浙江大学医学院附属第二医院已分别研制出急诊分诊辅助软件，结合计算机管理软件，详细记录患者病情资料，方便以后查询病例，是急诊分诊管理工作中的一大改革。

（二）经验分诊

二、三级医院现仍缺少预检分诊工具，主要依靠分诊人员的经验对患者进行评估分诊，对急危重症及需抢救患者的记录过于简单，常出现漏登或登记不全的现象。

（三）护理评估表

部分医院（如中山大学第一附属医院）结合医院情况，制定出适合院情的预检分诊护理评估表，主要包括患者的基本资料、生命体征及病区状况，对分诊护士的工作有一定的指导性。

第三节　准入制度及信息化

一、分诊护士准入制度

急诊科患者病情危重、变化快，医疗纠纷发生较多，对急诊分诊护士要求高，所以要成为急诊分诊护士必须具备一定条件。

（一）基本素质

基本素质包括高度的责任心和职业道德、敏捷的观察力及急救意识。

（二）业务能力

业务能力是指能够利用专业知识对患者进行快速评估和准确分类，掌握医院的各项规章制度，能够处理公共卫生安全事件。

（三）沟通能力

分诊护士应具有与医院警卫处、门诊、住院部等部门沟通的能力与技巧。

（四）专科要求

护士应熟练掌握抢救仪器设备的操作与使用，掌握抢救药品的应用及各种疾病的抢救流程。

（五）法律意识

尊重患者的隐私权和病情知情权等，各项护理操作技术必须遵守相关工作制度及流程。

二、分诊护士资质

（一）国外急诊分诊护士资质

分诊人员首先要具备注册护士资格。法国要求具有 2 年以上急诊工作经验，参加法国卫生局的分诊护士培训，考核合格后方可承担分诊护士岗位工作；美国要求具有半年以上急诊工作经验，经过急诊理论与临床实践培训并且在急诊护士监督下独立分诊，真正胜任后方可单独分诊；新加坡要求具有 1 年以上急诊工作经验，参加相关培训，考核合格后方可承担急诊分诊工作。

（二）国内急诊分诊护士资质

《急诊科建设与管理指南（试行）》中规定急诊科护士应具有 3 年以上临床护理工作经验，通过规范化培训，掌握各种急救护理技能、急救操作技术等，并定期接受急救技能的再培训，再培训间隔时间原则上不超过 2 年。我国香港地区医院通常要求急诊分诊护士有 1.5 ~ 2 年以上的急诊临床工作经验，熟读香港医院管理局急诊分诊指南，并且由 1 名高年资护士带 1 名低年资护士进行一对一实践指导。

三、急诊分诊信息化进展

（一）传统依赖纸质的模式

使用该模式使得急诊就诊患者的信息漏登或登记不全，不方便查找；分诊患者效率较低，凭经验进行分诊，正确率低；同时就诊流程繁琐；需医护人员手工统计，护理工作量繁重。

（二）基于有线网络的模式

目前国内部分医院结合临床实际制定出急诊预检分诊系统，如郑州大学第一附属医院的 DoCare 急诊临床信息系统、四川大学华西医院的新型导向型急诊分诊系统、浙江大学医学院附属第二医院的急诊分诊护理管理程序软件等。

（三）基于无线网络的模式

院前急救已出现应用平板电脑（Pad）记录患者病情以及相关检查，对患者进行病情分级。近年来，移动医疗技术保障医院临床的信息化，将无线网络引入急诊分诊流程中，可有效克服有线网络的弊端，同时提高了医务人员运用计算机网络工作的效率。移动技术的优势：①符合急诊医护人员的移动性；②通过移动热点，将网络覆盖急诊科室；③运用移动设备动态监测患者病情并采集患者的完整信息；④运用无线网络设备，可及时传递患者的临床检查资料等；⑤提高医患沟通的效率及准确性，减少医疗纠纷。

第四节　急诊分诊领域前沿知识

一、急诊分诊领域新进展

急诊分诊是现代急诊医疗中的重要组成部分，其目的是尽快识别高风险疾病，指引医护人员快速有效地治疗，是确保急诊患者得到妥善救治的重要手段。急诊患者会出现不同严重程度的疾病和创伤性损伤，应根据其严重性而得到相应的诊断和治疗。当同一时间内急诊患者数量相对较多时，抢救时间会相对较长，因此，急诊需要严格的时间管理。而分诊护士则会根据急诊患者的生命体征、意识、主诉等进行初步判断，确定分诊患者的诊治顺序和诊治方向，改善急诊患者的诊治质量。本节主要讲述急诊分诊领域相关的前沿内容，为提高急诊分诊效率和优化分诊质量提供借鉴。

（一）分诊模式介绍

在大型突发公共卫生事件中，原有的分诊模式已经不能适应大批量伤员的分诊和救治工作，需要根据事故的类型，确定应急分诊模式。2008年汶川大地震中，通过改变分诊模式，将分诊地点直接设在急救中心门口，把接诊、分诊人员有序地安排在大门的两侧，便于快速接诊、分诊和护送。一旦护送伤员的车辆来到，可快速地问诊观察，进行初步评估，即“一问二看三摸四测”。具体内容为：问姓名、年龄、来源地、受伤的部位；看面色、呼吸、瞳孔和受伤情况；摸脉搏、皮肤温度、胸腹及四肢活动情况；测血压。按照受伤程度迅速将伤员进行分区并护送到位（红区：危重伤员，由医护人员进行紧急抢救处理；黄区：亚危重伤员，可护送至相关科室检查后，再进行相应的处理和治疗；绿区：较轻的伤员，按顺序由护士配合医生进行清创缝合、包扎、固定、止血等处理）。护送伤员的车辆在专人调度下经过接诊、分诊后，再由各搬运小组迅速将伤员护送到三区进行抢救或到相关的科室进行检查（如标本采集及CT、B超、X线等检查）。在伤员的搬运护送过程中对其病情的观察、静脉通道的维持和途中的安全管理（包括保持正确的姿势、体位）等均由该组护士负责，避免加重损伤或发生新的损伤，从而使伤员在有限的时间内得到快速、准确、有效的救治，降低死亡率和减少伤残率，为大型突发公共卫生事件批量伤员的接诊、分诊提供了参考依据。

表1-6曼彻斯特层级分配表（Manchester triage scale，MTS）的内容供参考用。

表1-6　曼彻斯特层级分配表（MTS）

颜色	层级	等待时间（min）
红色	危急	0
橙色	紧急	10
黄色	次紧急	60
绿色	一般	120
蓝色	非紧急	240

瑞士学者采用一体化分诊模式，认为医院急诊门诊经常收治病情相对较轻的患者，这些患者由全科医生诊治效果更好。在瑞士医院采取急诊一体化，通过急诊严重指数（emergency severity index，ESI）将滞留在急诊、病情相对较轻的患者分送至一体化医院。研究表明一体化医院能降低急诊门诊的分诊负担，大部分自主转诊的患者最终在一体化中心得到救治，取得较好效果。

（二）特殊人群

复旦大学附属儿童医院通过参考国际五级预检标准并结合国内现状及儿科特征，按照年龄、体温、神经系统、呼吸系统、循环系统、消化和泌尿系统、创伤、血液系统、过敏反应及其他急症十大因素作为参考标准，制定了儿科急诊五级预检分诊标准。根据患儿的危重程度分为五级：1 级为危急，应立即抢救；2 级为重症，应在 15 min 内接受治疗；3 级为紧急，在 60 min 内就诊；4 级为亚急，在 120 min 内就诊；5 级为普通，按序就诊，候诊时间可大于 3 h。1、2、3 级患儿在急诊就诊，4、5 级至门诊就诊，采用远红外耳温测定仪及快速经皮血氧测定仪作为辅助工具，客观采集患儿体温、心率以及经皮血氧作为客观指标。护士双人预检，根据分诊级别将 1、2 级患儿带至急诊抢救室救治。经过为期 1 个月的临床试用，1、2 级患儿均能及时就诊，实行先抢救后挂号，3 级患儿平均等候时间为 25.4 min，4 级患儿为76.1 min，各级患儿均在规定时间内完成就诊，符合五级预检分诊标准，现有医护人员配置能满足标准所需要求，最大化利用急诊资源，具有可重复性和可操作性。

（三）特色科室

北京大学口腔医院急诊科通过运用 SOAP 分诊法建立了分诊制度与工作流程，探讨口腔专科医院急诊科分诊模式与规范。SOAP 分诊法即主诉、观察、评估、计划。主诉（subjective）：关注相同主诉患者的分诊，了解患者全身疾病与口腔疾病的相关性。观察（objective）：包括望诊、检查、问诊。望诊：用眼睛直接观察患者的神色、口腔颌面部的损伤及患牙的情况；检查：分诊护士必须亲自查看患者，如查看患者的牙位，对于颌面部外伤患者，查看损伤部位、意识是否清醒，观察患者的生命体征，以获取正确的资料，使分诊准确；问诊：是分诊的重要环节，对正确的分诊及处理起很大的作用，包括询问患者的病史、自觉症状、既往健康状况和家族史。评估（assess）：综合主诉和观察的结果，分诊护士对于合并全身疾病或病情危急、濒临死亡需要立即救治的患者进行筛查。计划（plan）：制订应急预案，要求分诊护士在平时实践的基础上，制订急危重症患者预案，做到有备无患，应付自如。SOAP 分诊法提高了急诊科的救治效果和护士判断口腔急症的能力。

（四）分诊标准

目前国内尚未有统一的急诊分诊标准，制定分诊标准可以更加合理地安排患者的就诊、候诊工作，保证患者得到快速救治，避免延误病情，保证急危重症患者的安全。

北京协和医院急诊科根据患者生命体征的稳定性和是否需要紧急救治将分诊类别分为4种，并制订相应的分诊计划，进行分诊，其中Ⅰ类（危急）是指生命体征不稳定，必须立即进行抢救治疗，如心搏呼吸骤停；有或紧急需要气管插管；休克；昏迷（格拉斯哥昏迷评分<9分）；惊厥；复合伤；明确心肌梗死；血糖<3.33 mmol/L等，应立即安排患者进入抢救室。Ⅱ类（危重）是指生命体征不稳定，有潜在生命危险状态，如胸痛，服硝酸甘油不缓解；气促；ECG提示急性心肌梗死；呼吸窘迫，非COPD患者 SaO_2 < 90%等，应立即监护生命体征，安排患者优先诊治（10 min以内）。Ⅲ类（紧急）是指生命体征稳定，有状态变差的危险，如急性哮喘，但血压、脉搏稳定；剧烈腹痛等，按急诊顺序安排优先诊治（30 min以内）。Ⅳ类（不紧急）是指有急诊情况但病情及生命体征稳定，按照急诊顺序就诊，每30 min评估候诊患者病情，除非病情变化，否则候诊时间较长（2 h以内）。

浙江大学医学院附属第二医院通过遴选45名护理管理、急诊临床护理和急诊医学领域的专家，采取德尔菲专家咨询，确定急诊分级分诊标准，函询专家的积极性和权威程度较高，协调程度较好，经过2轮函询，构建成人患者急诊预检分级分诊标准体系。体系包括分诊级别、分级分诊标准指标、各级别响应时间、再评估时间，共4个部分。分诊级别以《医院急诊科规范化流程》将患者病情危重程度分为4级，Ⅰ级（濒危患者）、Ⅱ级（急重患者）、Ⅲ级（急症患者）、Ⅳ级（非急症患者）。考虑国外5级分级标准，为了便于更好地与国际接轨，将Ⅳ级再细分为Ⅳa级（亚急症患者）和Ⅳb级（非急症患者）两类。急诊分级分诊标准指标由单项客观指标、综合指标、症状/体征指标3个维度构成，共4项一级指标，29项二级指标，16项三级指标。响应时间：Ⅰ级患者应立即响应；Ⅱ级患者响应时间10 min；Ⅲ级患者的响应时间为30 min；Ⅳa级患者响应时间为60 min；Ⅳb级患者响应时间为120 min。再评估时间：Ⅲ级患者再评估时间为15 min；Ⅳ级患者再评估时间为30 min。

表1－7为澳大利亚分诊量表（Australian triage scale，ATS），内容供参考。

表1－7　澳大利亚分诊量表（ATS）

分级	危重程度	等待时间
1级	复苏	即刻
2级	危急	10 min
3级	紧急	30 min
4级	次紧急	60 min
5级	非急诊	120 min

该量表于1994年在澳大利亚急诊科得到推广，目前已在新西兰等多个国家广泛应用。

（五）分诊人员培训

分诊护士必须由责任心强、业务熟悉、专科能力出众的人员担任，以此提高分诊的准确性和效率，优化分诊质量，规范分诊行为，准确评估病情，提高急诊患者的治疗效果。因此，需要规范分诊人员的专业素养和对分诊能力的培训。

某研究者通过排队理论中的要素获得急诊分诊中有效能力的客观要素，而不是直接观察其功能。排队论也称为随机服务系统，是专门研究产生拥挤现象并带有随机因素的优化理论，应用十分广泛。此研究表明，有效的分诊能力与分诊护士的数量不是呈线性关系。尽管个人的分诊能力会随时间持续地变化，但是有效的管理能力与实际需求是一致的。本研究应用了排队理论中的要素，创新性地测量急诊分诊程序中的有效能力，同时也避免了霍桑效应的潜在影响。

国内研究者通过理论学习、模拟训练、案例分析等培训指导新入职护士，通过对分诊理论、技能和沟通的学习，比较培训前后分诊准确率和护士服务满意率，认为规范化培训能提高急诊分诊质量，规范分诊护士行为。

四川省妇幼保健院通过对急诊儿科分诊护士进行基本素质及临床理论的培训，使用科内讲座结合案例分析的教学方法，让分诊护士对岗位职责、岗位技能、应急处理技巧等形成统一概念，第二天晨会期间对学习的理论知识提问，提高学习的主动性和有效性。操作技能采用影像视频与实践操作培训相结合的方式，先看视频录像后动手操作，教师现场指导。利用医疗模拟人将高热、抽搐、昏迷、休克、呼吸循环衰竭和颅内高压等危急状态情景再现，将学员分成3组分别参与救治；引入竞赛激励机制，让各组学员充分利用所学知识和技能开展紧急救治，有效促进了其对培训兴趣，并增强了对各项知识的掌握牢固程度。

目前心肌梗死的急诊分诊的精确性比较低，每年有60万的急性心肌梗死患者通过急救送至医院抢救，其中有35万人死于急性发作期，而精确的急诊分诊可以有效降低急性心肌梗死的发病率和死亡率。国外学者通过调查心肌梗死患者与分诊护士特征和急诊分诊有效性的关系，借以提供提高护士分诊精确率的指标，为分诊护士培训提供借鉴。一项研究表明，芝加哥当地急诊医院就诊的286名心肌梗死患者，通过平均年龄45、46岁和平均工作年限18年的护士分诊，护士的分诊准确性为54%。通过对9个变量的分析，发现患者的种族、胸痛的持续时间和分诊护士的年龄是影响分诊准确性的重要因素，但是护士的工作年限对结果没有影响。但作者表示，分诊决策不一致也许有本研究尚未考虑的因素，例如评判性思维技能和管理能力，还需进一步的研究考虑其中的影响因素。

（六）分诊评估工具

在具备一定的仪器设备条件下，通过急诊分诊处可测量快速出现结果的指标。生命体征、血气分析、疼痛评分等指标的测量，通过参考指标可以指导分诊护士客观判断患者的生命状态，提高分诊准确率。

分诊记录单可以有效地帮助分诊护士客观评价患者的救助级别，避免分诊护士的主观影响，减少分诊差错事件的发生。国内研究者分别选取低、高年资分诊护士各8名，对200例以非创伤性腹痛为主诉的急诊就诊患者以分诊记录单Ⅰ和分诊记录单Ⅱ分别分诊，并记录和比较分诊结果；对分诊护士进行访谈并修改分诊记录单Ⅱ。使用分诊记录单Ⅱ后，低、高年资护士的分诊准确率均有明显提高。分诊记录单Ⅱ的内容主要包括患者一般资料、生命体征、腹痛特点（剧烈绞痛：有无肩背放射痛或转移性右下腹痛；板状腹；腹胀）、腹痛伴发症（呕吐；低血压；发热；肛门停止排便排气；停经）、既往史（胃十二指肠溃疡；暴饮暴食史；腹部手术史；肝炎病史；胆道结石；胰腺疾病；泌尿系统结石；月经史）等指标，帮助护士提高急性腹痛患者的分诊准确性。

影像学分诊可以作为直观可信的疾病判断依据。土耳其学者通过呈现2015年10月土耳其爆炸性损伤伤员的影像学和损伤级别判断，为类似的损伤提供分诊、诊断和管理的依据。

急诊体温测量可以监测和识别流行病暴发，有研究者在分诊过程中采用自动收集患者体温的新技术，这项技术应用于监测那些容易引起发热的季节性流感和一些流行病。有文献结果显示体温监测可以完善目前疾病监测系统，作为一些发热疾病的监测工具。

床旁快速检测（point of care testing，POCT）是在接近患者治疗处，由未接受临床实验室学科训练的临床人员或者患者（自我检测）进行的临床检验。POCT是在传统、核心或中心实验室以外进行的一切检验。因POCT检测仪器具有体积小、携带方便、容易使用和结果快速等诸多优点，可以在急诊分诊过程中及时参考，辅助或指导分诊。如小巧的手持血糖仪、测定多项生化指标的手持STAT生化仪等POCT仪器等，逐渐受到处理危重患者的相关临床科室的青睐。POCT作为检验医学中发展最为迅速的领域之一，近年来取得了迅速的发展，随着其功能及检测项目的不断完善，其应用范围将更为广泛，必将在临床检验中占有极为重要的地位。而通过POCT的检验结果，则是提高急诊分诊正确率的重要依据。

（七）格拉斯哥昏迷评分

格拉斯哥昏迷评分（Glasgow coma scale，GCS）是一个评定患者（如头部外伤）神经功能状态的工具，包括睁眼、语言及运动反应，三者相加表示意识障碍程度，最高15分，表示意识清醒，9分以下为重度昏迷，最低3分，分数越低表明意识障碍越严重（表1-8）。

表1-8　格拉斯哥昏迷评分（GCS）

指令内容	反应情况	得分
睁眼反应	自动睁眼	4
	呼叫睁眼	3
	刺痛睁眼	2
	不能睁眼	1

续表

指令内容	反应情况	得分
语言回答	回答切题	5
	答非所问	4
	用词错乱	3
	只能发音	2
	不能发音	1
运动反应	按指示运动	6
	对疼痛能定位	5
	对疼痛能逃避	4
	刺激后双上肢屈曲	3
	刺激后四肢强直	2
	对刺激无反应	1

根据患者睁眼反应、语言回答、运动反应给予评分，从而根据评分判断患者意识状态，得分范围为 3～15 分。15 分为正常；13～14 分为轻度昏迷；9～12 分为中度昏迷；3～8 分为重度昏迷。

（八）VAS 疼痛评分标准

数字评分法（visual analogue scale，VAS）是将疼痛的程度用 0 至 10 共 11 个数字表示，0 表示无痛，10 代表最痛。患者根据自身疼痛程度在这 11 个数字中挑选一个数字代表疼痛程度。0 分，无疼痛；3 分以下，有轻微的疼痛，患者能忍受；4～6 分，患者疼痛并影响睡眠，尚能忍受，应给予临床处理；7～10 分，患者有渐强烈的疼痛，疼痛剧烈或难忍。

（九）CRAMS 创伤评分

CRAMS 创伤评分评定的范围包括循环（circulation，C）、呼吸（respiration，R）、腹部（abdomen，A）、活动（motor，M）和语言（speech，S）5 个方面。每个方面记 0～2 分，一共 0～10 分。“CRAMS”是来自以上 5 个方面的第一个字母。该记分法按正常、轻度异常和严重异常分别记以 2 分、1 分和 0 分。最后五项分数相加，9～10 分为轻度创伤，8 分以下为重度创伤。该方法能在现场把严重创伤患者与一般创伤患者区分开来（表 1－9）。

表 1-9 CRAMS 创伤评分

项目	检测结果	评分
循环	毛细血管再充盈正常，收缩压>13.3 kPa（100 mmHg）	2
	毛细血管再充盈延迟，收缩压 11.3~13.2 kPa（85~99 mmHg）	1
	无毛细血管充盈或血压<11.3 kPa（85 mmHg）	0
呼吸	正常	2
	异常（费力或表浅或 R>35 次/min）	1
	无自主呼吸	0
胸腹部	无压痛	2
	有压痛	1
	腹壁紧张，连枷胸，或胸腹部贯通伤	0
运动	正常	2
	对痛刺激有反应	1
	无反应，或去大脑强直	0
语言	正常	2
	胡言乱语或不恰当语言	1
	无或不能理解的语言	0

得分范围为 0~10 分，≥7 分为轻伤，≤6 分为重伤。

（十）早期预警评分

早期预警评分（early warning score，EWS）由英国医疗机构设计使用，目前已在英国急诊和 ICU 中普遍应用，英国国家医疗服务系统将它正式规定为医疗机构评估病情的一种方法，英国重症监护协会和伦敦皇家医学院已经推荐其用于综合病房患者病情风险的评估，得到广大医务人员的肯定。目前使用广泛的评分系统有 2 种版本，英国诺福克和诺里奇大学医院使用的 EWS 与改良的 MEWS，用于临床紧急评估，是对患者心率、收缩压、呼吸频率、体温和意识进行评分，该评分系统设计简单，可操作性强，对常用的生理指标给出相应的分值，根据不同的分值制定出不同级别的医疗处理干预原则。分值超过设定界限值，则进行更积极的医疗处置。目前此评分系统仍在临床改进使用（表 1－10）。

表 1－10　改良的早期预警评分（MEWS）

项目	评分						
	3	2	1	0	1	2	3
心率（次/min）		≤40	41～50	51～100	101～110	111～129	≥130
收缩压（mmHg）	≤70	71～80	81～100	101～199		≥200	
呼吸频率（次/min）		<9		9～14	15～20	21～29	≥30
体温（℃）		<35		35.0～38.4		≥38.5	
意识				清楚	对声音有反应	对疼痛有反应	无反应

5 分是鉴别患者严重程度的最佳临界点，>3 分提醒医生或 ICU 人员进行评估。调整处理方案：<5 分大多数不需住院治疗；≥5 分提示病情变化危险增大，有“潜在危重病”危险，住专科病房甚至 ICU 的危险增大；评分 >9 分，死亡危险明显增加，需住 ICU 接受治疗。

表 1－11 为生命体征异常参考指标，内容列出供参考。

表 1－11　生命体征异常参考指标（急诊病情分级用）

	<3 个月	3 个月～3 岁			3～8 岁	>8 岁
		3～6 个月	7～12 个月	1～3 岁		
心率	>180		>160		>140	>120
	<100	<90	<80	<70	<60	<60
呼吸 *	>50		>40		>30	>20
	<30		<25		<20	<14
血压－收缩压	>85		>90＋年龄×2			>140
（mmHg）**	<65		<70＋年龄×2			<90
指测脉搏血氧饱和度			<92%			

* 评估小儿呼吸时尤其要注意呼吸节律；** 评估小儿循环时须查毛细血管充盈时间和发绀。病情评估时血压值仅为参考指标，有无靶器官损害是关键，血压升高合并靶器官损害，则分级上调一级；成人单纯血压升高（无明显靶器官损害证据）时，若收缩压 >180 mmHg，则病情分级上调一级；要重视低血压问题，收缩压低于低限者分级标准均应上调一级。

二、急诊分诊领域面临挑战及展望

急诊科不得以任何理由拒收患者，因此急诊科将面临各种患者，包括急诊患者与非急诊患者。如何正确地区分急诊患者与非急诊患者，使真正的急诊患者得到及时诊治，正确、有效的分诊显得尤为关键，分诊是患者得到正确救治的第一步。现代急诊分诊要在最短时间内判断就诊患者病情的紧急状态，快速收集资料，并对其分析和判断，根据危急程度进行优先顺序的分级。随着社会经济和医疗水平的不断发展，现代急诊分诊亦在不断地进步，但我国急诊分诊仍存在一系列的问题与挑战。

（一）急诊分诊从业人员资质

护士充当急诊分诊从业人员这一角色，这就要求分诊护士掌握多学科疾病的医疗护理知识，具有较强的分析判断、应急和预见能力，同时具备一定的心理学、人文学和社会学知识，熟练掌握分诊技术和技巧。不同级别的医院对分诊人员的工作年限、学历、职称等要求不同，部分医院对分诊护士的工作年限要求为2年以上或5年以上，对其学历要求是大专及以上，职称要求是护士及以上。总体看来，国内医院对分诊护士的资质要求普遍较低。2013年实施的《医院急诊科规范化流程》规定从事急诊分诊的护士要有5年以上的工作经验。分诊护士从事分诊工作前需经过专门考核，医院制定规范的分诊护士培训方案，分诊培训的主要内容包括疾病分诊知识、岗位职责、沟通技巧和科室分诊标准，但目前国内关于急诊分诊护士的入职标准和培训方面尚无统一的标准。对急诊科预检分诊护士展开各层级的规范化、系统化、专业化的培训，通过培训的方式提高其分诊能力。因此，加强对急诊分诊人员系统规范的培训和考核，建立一支综合素质高、应急能力强、急救技术过硬的急诊分诊护理队伍是急诊护理管理者亟待解决的问题。

（二）急诊分诊信息化建设

随着信息化发展，急诊分诊信息系统已在逐步建立，不仅在急诊门诊实现信息化，也可在院外实现远程急诊分诊。信息化预检分诊以急诊病情严重度分级为依据，将其分诊规则转换成计算机语言，实现对危重患者科学、快速地评估，智能判断分诊级别，避免分诊护士临床经验不足造成的分诊失误，有利于分诊更加系统和科学的管理。

急诊预检分诊信息系统由不同功能模块组成，支持不同思路的分诊评估，衍生异常体征值关联症状，设定危重分级触发状态，智能判断患者分诊级别，避免护士因疾病症状相似、医学知识缺乏、患者主诉不清等引起的过度分诊或分诊不足，提高危重患者分诊准确率。同时，本系统根据病情严重程度合理安排急诊患者救治的先后次序，保证危重患者优先得到救治，进一步提高急诊抢救效率和救治质量，保证医疗安全，实现了急诊预检分诊管理的数字化和智能化，是医院信息系统的补充和延伸。

2013 年南京鼓楼医院研发急诊分诊信息系统，该系统将四级急诊分诊标准与信息技术结合，分诊护士可根据患者主诉及主诉判断依据在信息系统中选择，实现系统自动对病情进行分级，若护士不赞同系统自动生成的病情级别，还可进行修订，实现人机结合。该系统的设计与应用实现了医疗卫生信息服务共享，提高了分诊一致性及准确率，达到分诊的标准化、智能化。安徽省立医院急救中心联合出入院管理科、信息中心，从急诊分诊、挂号、实时质量监控入手，研发了急诊分诊管理软件。该软件包含 3 个模块，即分诊模块、挂号模块、急诊分诊质量实时监控模块。

2014 年郑州大学第一附属医院 DoCare 急诊临床信息系统投入使用，该信息系统包括预检分诊、重症抢救、留观治疗、急诊治疗、质控管理及其他等 6 个模块。预检分诊模块的分诊分级中可根据主诉大分类、患者主诉等分诊依据，自动分析患者级别和去向，其中分诊依据中包含知识库、MEWS 评分、REMS 评分、RTS 评分，使分诊更加智能、客观、准确，分诊护士对系统自动生成的分级有异议时亦可对其进行修改。该模块可通过点击获取数据，即可将设备测量的血压、心率、呼吸、BMI 等自动记入生命体征区域内，为急诊分诊节约时间。此外，该模块还包含食物中毒、自然灾害、车祸等群伤事件的分诊及记录。DoCare 急诊临床信息系统实现了智能、标准的分诊，并简化了分诊流程，为急诊分诊节约了人力和时间。

远程医疗近几年在全球快速发展，2010 年郑州大学第一附属医院率先在河南省内建立远程医疗平台，该平台是目前国内规模最大、功能最完善、技术标准最高的一套远程医疗系统。它是卫计委首个远程会诊试点工程项目，有效地解决了河南省偏远地区患者看病难的问题，目前会诊覆盖面不断扩大，已搭建全省网络。全球大部分医院急诊均在超负荷运转，近几年提出体域网（body area network，BAN），利用BAN建立远程急诊分诊模式。该模式将急诊分诊从院中转移到院前，按病情轻、重、缓、急将患者分流到不同级别的医疗机构，缓解了急诊的压力。郑州大学第一附属医院远程医疗信息系统已实现与河南省区域卫生信息平台及急救系统的对接，可借助该信息系统，实现急救车内的医疗数据、实时音频视频数据与急救中心、急救医院的互动，实现院前与院内的“无缝对接”，为抢救生命节省时间。

（三）急诊快速反应系统

快速反应系统（rapid respond system，RRS）包括传入支、传出支、患者安全和质量改进、行政管理4个部分，是一个自上而下的系统。2012年6月浙江大学邵逸夫医院建立RRS，该团队分两个层次管理，包括院级和科级：院级管理层做总协调，负责设置住院患者预警指征、确定成员及工作职责、协调并监督成员培训等；科级管理系统层负责成员培训的具体内容。

全球范围内急诊正面临着越来越多的挑战，在过去的十年中，急诊门诊量大大增加，美国增加23%，澳大利亚增加32%，英国增加49%。随着急诊部门负载的不断增加，急诊面临的一个新的挑战是如何很好地识别并迅速应对病情不断恶化的患者，对患者进行分流和评估。澳大利亚急诊人员提出，急诊快速反应系统首先增加对急危重症患者生理异常的认识，最大限度地减小决策误差；其次对于生理指标异常患者达成一致意见，减小决策偏差。此外，已有医院对批量伤员、休克、脑卒中等也制定了快速反应流程，急诊快速反应系统的建立有利于减少患者ICU入住率。2015年5月郑州大学第一附属医院建立脑卒中绿色通道，组建脑卒中急诊溶栓团队，由急诊院前评估、急诊卒中护士分诊、溶栓小组接诊，且包含影像科、检验科、药剂科、神经外科、神经介入、卒中单元病房、输血科、ICU等部门成员，团队协作抓住溶栓黄金一小时，保证入院至溶栓治疗时间少于60 min，降低脑卒中患者致残率或致残程度。

图1-1为大规模突发公共事件处理流程，内容供参考。

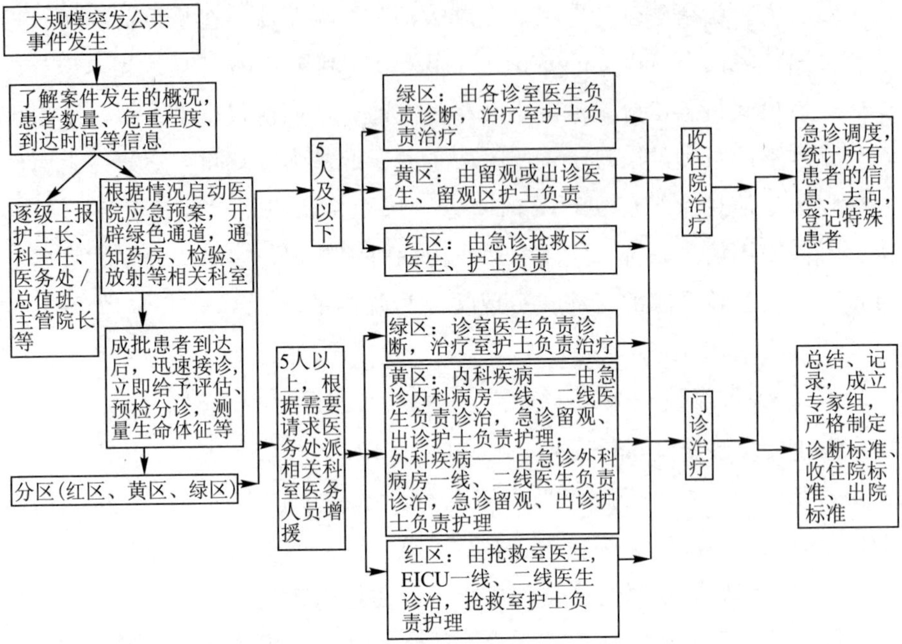

图1-1　大规模突发公共事件处理流程

第二章　创伤类疾病系统化分诊评估

创伤是指各种物理、化学和生物等致伤因素作用于机体，造成组织结构完整性损害或功能障碍。创伤可累及全身多个系统和器官。

随着现代社会科学技术的发展，交通事故及各种生产安全事故造成的严重创伤明显增多，创伤已被公认为“发达社会疾病”。

创伤患者分诊的目的在于采用科学的方法，争取在预检分诊的窗口内，快速、正确地检伤分类与伤情评估，并在最短的时间内做出正确判断，进行决断性的处理。正确的分诊可以缩短就诊时间，使整个治疗过程井然有序，使患者能得到快速及时有效的救治，降低致残率，提高患者预后。同时减少了患者及其家属精神和身体的痛苦，提高了生活质量。

第一节　各种急性创伤的分诊评估

一、颅脑外伤

1. 定义　颅脑外伤指外力直接或间接作用于头部所造成的损伤。根据损伤部位可分为头皮损伤、颅骨损伤、脑损伤，以及脑损伤继发性病变如颅内出血、脑水肿及脑疝等。根据损伤类型分为开放性颅脑创伤和闭合性颅脑创伤。

2. 必须测量的生命体征　体温、脉搏、血压、呼吸频率、血氧饱和度、瞳孔、格拉斯哥昏迷评分（Glasgow 评分），昏迷患者应测血糖。

3. 问诊须关注的信息　家族史和既往史、药物治疗史、过敏史、现病史。

4. 分诊评估　详见表 2－1。

表 2－1　颅脑外伤患者的分诊评估

分区	红区		黄区	绿区
分级	1 级	2 级	3 级	4 级
依据	1. 血流动力学不稳定 2. 意识障碍，进行性抽搐 3. 呼吸窘迫 4. 双侧瞳孔扩大或瞳孔不等 5. Glasgow 评分 ≤ 8 分	1. 意识障碍、烦躁 2. 顺行性遗忘大于 20 min 3. 头皮伤口 4. 年龄 <3 月龄或 >75 岁 5. 急性头痛 6. Glasgow 评分 ≤ 13 分	1. 恶心 2. 头皮、帽状腱膜伤口 3. 疼痛评分 >3 分 4. Glasgow 评分 > 13 分	1. 无意识丧失 2. 轻挫伤 3. 疼痛评分 <3 分

二、颌面部外伤

1. 定义　颌面部外伤是指外力造成的口腔、颌面部的损伤，可包括上或下颌骨、颧骨、口腔，以及所属区域内的眼、耳、鼻等感觉器官损伤。

2. 必须测量的生命体征　心率、血压、呼吸频率、血氧饱和度、体温、疼痛评分、手指血糖、Glasgow 评分。

3. 问诊须关注的信息　家族史和既往史、药物治疗史、过敏史、现病史。

4. 分诊评估　详见表 2－2。

表 2－2　颌面部外伤患者的分诊评估

分区	红区		黄区	绿区
分级	1 级	2 级	3 级	4 级
依据	1. 血流动力学异常 2. 呼吸异常 3. 神志异常	1. 上颌骨脱位 2. 耳出血、耳漏、大量鼻出血 3. 眼球突出、复视 4. 面部瘫痪 5. 伤口活动性出血 6. 异物存在 7. 疼痛评分 >6 分	1. T >38.5 ℃ 2. 听觉减退 3. 视觉敏锐度降低 4. 牙齿脱位或断裂 5. 需缝合伤口 6. 疼痛评分 ≥ 3 分，且 ≤6 分	1. 不需缝合 2. 无活动性出血的伤口 3. 疼痛评分 <3 分

三、颈部损伤

1. 定义　颈部损伤是指由于机械外力所引起的颈部肌肉、血管、神经、骨骼和韧带软组织的损伤。

2. 必须测量的生命体征　心率、血压、呼吸频率、血氧饱和度、体温、疼痛评分、Glasgow 评分。

3. 问诊须关注的信息　家族史和既往史、药物治疗史、过敏史、现病史。

4. 分诊评估　详见表 2－3。

表 2－3　颈部损伤患者的分诊评估

分区	红区		黄区	绿区
分级	1 级	2 级	3 级	4 级
依据	1. 感觉异常 2. 脊柱变形 3. 气管移位 4. 咽喉肿大 5. 休克状态、心血管系统问题	1. 短暂的感觉或运动异常 2. 肢体感觉障碍 3. 括约肌异常 4. 颅脑损伤 5. 危险因素（休克、重要的血流动力学因素） 6. 疼痛评分 >6 分	1. 颅脑损伤 2. 旋转、倾斜运动受限 3. 疼痛评分 ≥3 分，且≤6 分	1. 最近没有相关体征 2. 无高热 3. 已知原因的噪声产生

四、脊柱和脊髓损伤

1. 定义　脊柱损伤是指外力造成的颈椎、胸椎或腰椎的损伤，以及伴随神经损伤的相关症状。脊柱损伤包括脊柱骨折和椎体脱位，同时常合并有脊髓损伤。脊椎损伤是脊柱损伤最严重的并发症，往往导致损伤节段以下肢体严重的功能障碍。

2. 必须测量的生命体征　心率、血压、血氧饱和度、体温、疼痛评分、Glasgow 评分。

3. 问诊须关注的信息　家族史和既往史、药物治疗史、过敏史、现病史。

4. 分诊评估　详见表 2－4。

表 2－4 脊柱和脊髓损伤患者的分诊评估

分区	红区		黄区	绿区
分级	1 级	2 级	3 级	4 级
依据	1. 昏迷 2. 脊柱畸形 3. 急性呼吸窘迫 4. 休克状态、虚脱	1. 感觉障碍 2. 运动障碍 3. 括约肌功能障碍 4. 尿潴留、尿失禁和大小便失禁 5. 阴茎异常勃起 6. 心动过速、低血压 7. 危险因素 8. 颅脑损伤 9. 疼痛评分＞6 分	1. 没有颅脑损伤 2. 没有尿道损伤 3. 没有神经障碍 4. 疼痛评分≥3 分，且≤6 分	1. 无相关障碍 2. 疼痛评分≤3 分

五、胸部损伤

1. 定义　胸部损伤指胸部由于外力所致的损伤，包括胸壁、胸腔内脏器和膈肌直接性损伤以及由此产生的继发性病变如血气胸、纵隔气肿、心包填塞及连枷胸等。

2. 必须测量的生命体征　心率、双上肢动脉血压、血氧饱和度、体温、疼痛评分。

3. 问诊须关注的信息　家族史和既往史、药物治疗史、过敏史、现病史。

4. 分诊评估　详见表 2－5。

表 2－5 胸部损伤患者的分诊评估

分区	红区		黄区	绿区
分级	1 级	2 级	3 级	4 级
依据	1. 呼吸窘迫 2. 心血管系统障碍 3. 腹式不规则呼吸 4. 连枷胸 5. 皮下气肿	1. 心动过速≥120 次/min 2. 呼吸≥30 次/min 3. 胸腹式不规则呼吸 4. 发绀、大汗 5. SPO_2≤95% 6. 危险因素 7. 疼痛评分≥6 分	1. 呼吸抑制 2. 危险因素 3. 疼痛评分≥3 分，且≤6 分	1. 没有伴随症状 2. 危险因素 3. 无静息痛

六、腹部、会阴部损伤

1. 定义　腹部、会阴部损伤顾名思义就是指腹部和会阴部的损伤，分为开放性和闭合性两大类。

2. 必须测量的生命体征　心率、血压、血氧饱和度、体温、疼痛评分、呼吸频率。

3. 问诊须关注的信息　家族史和既往史、药物治疗史、过敏史、现病史。

4. 分诊评估　详见表2-6。

表2-6　腹部、会阴部损伤患者的分诊评估

分区	红区		黄区	绿区
分级	1级	2级	3级	4级
依据	1. 虚脱（心动过速、低血压、皮肤斑纹） 2. 昏迷、嗜睡 3. 活动性出血 4. 会阴损伤 5. Glasgow评分<15分	1. 定位：大血管、左上腹或右上腹 2. 机制和危险因素：休克、爆裂伤 3. 疼痛评分>6分 4. 排尿困难或无尿、显微血尿 5. 表浅呼吸，频率>25次/min 6. 结膜苍白 7. 下肢局部缺血	1. 腹壁血肿 2. 无向外膨胀 3. 恶心、呕吐 4. 疼痛评分≥3分，且≤6分	1. 无功能性体征的创伤淤血 2. 疼痛评分<3分

七、肢体损伤

1. 定义　肢体损伤是指受伤部位位于四肢的外伤，包括骨折与关节脱位。

2. 必须测量的生命体征　疼痛评估、心率、血压、体温。

3. 问诊须关注的信息　既往病史、药物治疗史、过敏史、既往史、现病史。

4. 分诊评估　详见表2-7。

表 2－7　肢体损伤患者的分诊评估

分区	红区		黄区	绿区
分级	1 级	2 级	3 级	4 级
依据	1. 肢体离断 2. 休克状态 3. 和正常肢体比，患侧肢体缺血、寒冷	1. 活动性出血 2. 心动过速、动脉性低血压 3. 畸形 4. 疼痛评分 >6 分	1. 神经感觉障碍 2. 运动障碍 3. 疼痛评分 >3 分	1. 无相关体征 2. 疼痛评分 ≤3 分

八、多发伤和复合伤

1. 定义　多发伤指同一致伤因素同时或相继造成一个以上部位的严重创伤。

复合伤，是由于两种或两种以上的致伤因素造成解剖部位或脏器的损伤，且有一处危及生命的伤害。

2. 必须测量的生命体征　心率、血压、心电图、体温、呼吸频率、血氧饱和度、GCS、瞳孔（对称性、反应）、疼痛评分。

3. 问诊须关注的信息　既往病史、药物治疗史、过敏史、现病史。

4. 分诊评估　详见表 2－8。

表 2－8　多发伤和复合伤患者的分诊评估

分区	红区		黄区	绿区
分级	1 级	2 级	3 级	4 级
依据	1. 高速、高强度创伤 2. 衰竭 3. 心动过速、动脉性低血压 4. 急性呼吸窘迫 5. 血肿、意识障碍 6. 颅脑损伤 7. 穿透性创伤 8. 疼痛评分≥7 分	1. 严重呼吸困难 2. 心动过速、动脉血压 3. 意识障碍 4. 伴有意识障碍的颅脑损伤 5. 疼痛评分≥3 分，且≤6 分	1. 不严重的危险因素 2. 无意识障碍的颅脑损伤 3. 疼痛评分 <3 分 4. Glasgow 评分≥13 分，且≤15 分	1. 较轻的危险因素 2. 淤血 3. Glasgow 评分 15 分

九、蜇伤

1. 定义　蜇伤是指昆虫叮咬人体皮肤组织后引发的相关症状。

2. 必须测量的生命体征 心率、血压、体温、疼痛评分。

3. 问诊须关注的信息 既往史、药物治疗史、过敏史、现病史。

4. 分诊评估 详见表2－9。

表2－9 蜇伤患者的分诊评估

分区	红区		黄区	绿区
分级	1级	2级	3级	4级
依据	1. 心力衰竭 2. 既往过敏性休克史和（或）血管神经性水肿 3. 肝、肾衰竭	1. 坏死灶或发绀灶 2. 全身变态反应 3. 局限性水肿 4. 心动过速、轻度昏厥 5. 多种蜂蜇伤 6. 出血综合征（登革热） 7. 疼痛评分≥6分	1. 脸部的叮咬伤 2. 关节痛 3. 感觉障碍 4. 运动障碍 5. 局限性水肿 6. 体温过高 7. 疼痛评分≥3分，且<6分	1. 瘙痒 2. 荨麻疹 3. 叮咬处变红 4. 疼痛评分<3分

十、咬伤

1. 定义 咬伤指动物或人的牙齿对组织的损伤。

2. 必须测量的生命体征 心率、血压、体温、疼痛评分。

3. 问诊须关注的信息 既往史、药物治疗史、过敏史、现病史。

4. 分诊评估 详见表2－10。

表2－10 咬伤患者的分诊评估

分区	红区		黄区	绿区
分级	1级	2级	3级	4级
依据	1. 蝰蛇咬伤 2. 有狂犬病的狗咬伤 3. 衰竭、过敏性休克 4. 血管神经性水肿	1. 不明种类的蛇咬伤 2. 坏死、青紫的伤口 3. 全身过敏反应 4. 局限性水肿 5. 心动过速、轻度昏厥 6. 疼痛评分≥6分	1. 狗、猫、人咬伤已清创处理 2. 已注射破伤风疫苗，但当时未检测到抗体 3. 感觉、运动障碍 4. 局限性水肿 5. 高热 6. 疼痛评分≥3分，且<6分	1. 狗、猫、人咬伤后未缝合 2. 瘙痒 3. 咬伤后发红 4. 已注射破伤风疫苗，但当时未检测到抗体

十一、烧伤

1. 定义　烧伤一般指热力，包括热液、蒸汽、高温气体、火焰、炽热金属液体或固体等所引起的组织损害，主要指皮肤或黏膜损害，严重者可伤及皮下或黏膜下组织。

2. 必须测量的生命体征　心率、血压、体温、呼吸次数、血氧饱和度、疼痛评分。

3. 问诊须关注的信息　既往史、药物治疗史、过敏史、现病史。

4. 分诊评估　详见表2－11。

表2－11　烧伤患者的分诊评估

分区	红区		黄区	绿区
分级	1级	2级	3级	4级
依据	1. 昏迷 2. 三度烧伤，烧伤面积≥20% 3. 定位：面部或颈部 4. 低血压，心率≥120次/min 5. 危险因素：爆炸、耳出血、多发伤，鼻孔中有灰尘 6. 心血管衰竭 7. 低温	1. 受伤位置：生殖器 2. 肢体烧伤 3. 老人或儿童 4. 三度烧伤表面积＞20%	1. 之前的烧伤处 2. 污染 3. 高热 4. 二度烧伤	1. 一度烧伤 2. 晒伤

十二、伤口

1. 定义　伤口指皮肤组织的完整性破坏，并伴有组织的流失。

2. 必须测量的生命体征　脉搏、血压、呼吸频率、血氧饱和度、疼痛评分。

3. 问诊须关注的信息　家族史和既往史、药物治疗史、过敏史、现病史。

4. 分诊评估　详见表2－12。

表 2－12　伤口的分诊评估

分区	红区		黄区	绿区
分级	1 级	2 级	3 级	4 级
依据	1. 血流动力学不稳定或出血 2. 引起休克状态 3. 肢体离断 4. 伤口位于胸部、腹部、会阴部	1. 活动性出血或血流动力学稳定 2. 有骨折或肌腱损伤 3. 神经干损伤引起感觉障碍 4. 伤口有异物刺入或贯通伤 5. 疼痛评分 >7 分	1. $T>38.5$ ℃ 2. 创伤持续数天 3. 创口污染 4. 需简单缝合的创口 5. 疼痛评分 ≥3 分，且≤6 分	1. 未出血或无须缝合的伤口 2. 疼痛评分 <3 分

第三章 非创伤类疾病系统化分诊评估

2011 年卫生部出台了《急诊病人病情分级试点指导原则（征求意见稿）》，但是目前在国内急诊医疗服务体系中没有规范、统一的分诊标准。不同地区或医院采用的分诊标准或者模式依旧不同，意见稿难以推广，患者难以理解，并且意见稿未对分诊做更加详细的解释。国内的调查指出，现仍有大部分依靠疾病病种作为分诊依据。下面以心血管系统疾病着重以急性胸痛患者分诊评估、神经系统疾病患者分诊评估为例进行叙述。

第一节 心血管系统疾病分诊评估

一、心搏骤停

心搏骤停是指各种原因导致的心脏泵血功能突然停止。

（一）询问病史

1. 仔细询问随行人员或家属其病史，从而明确发病过程 包括心搏骤停发病时间、是否被目击、开始复苏时间、所采取的急救措施及患者发病前的状态。

2. 询问既往健康史 包括有无心、肺、肾慢性病史，动脉瘤破裂史，终末期癌症史等，同时还要了解患者当前的服用药物和过敏史。

（二）心搏骤停分诊

当判定患者心搏骤停时，迅速确定周围环境是否安全，立即进行心肺复苏术。

二、胸痛

胸痛是由于各种因素刺激胸部感觉神经引起的胸部疼痛。

（一）询问病史

1. 询问胸痛的起因和缓解因素。

2. 询问患者胸痛的性质、部位、持续时间、伴随症状及程度。

3. 了解患者有无冠心病及胸膜、纵隔、膈下肿瘤等病史。

引起胸痛的疾病包括以下几类。①胸壁、胸廓疾病：皮肤和皮下组织病变、肋间神经病变、胸廓骨骼炎症或外伤病变。②肺、胸膜疾病：肺梗死、胸膜肿瘤、肺炎、胸膜炎、胸膜粘连等。③心脏大血管病变：心绞痛、心肌梗死、心脏神经官能症、胸主动脉夹层等。④食管疾病：食管破裂、食管裂孔疝等。⑤纵隔及膈下疾病：纵隔炎症、纵隔脓肿、纵隔肿瘤、膈下脓肿等。

（二）伴随症状分析

1. 伴随咳嗽、咯血　提示病变部位在肺部：肺炎、肺结核、肺癌等。

2. 伴呼吸困难　常见于肺部大面积病变或肺部受压严重，如气胸、液胸、肺梗死等。

3. 伴吞咽障碍　多见于食管炎症、食管癌等。

（三）胸痛分诊评估

胸痛分诊评估详见表 3－1。

表 3－1　胸痛分诊评估

分区	红区		黄区	绿区
分级	1 级	2 级	3 级	4 级
依据	1. 重度呼吸窘迫 2. 无意识（GCS 3～8 分） 3. 休克（血压低、面色苍白、出冷汗） 4. 极低的血氧饱和度，<80% 5. MEWS 评分：单项 >3 分或者总分 >9分 6. 诊断明确的急性心肌梗死、胸主动脉夹层、食管破裂等	1. 中度呼吸窘迫 2. 剧烈疼痛 3. 血氧饱和度 80%～90% 4. 诊断明确的多发肋骨骨折等 5. MEWS 评分：单项 >2 分或者总分 6～9 分 6. 留观区医疗资源不能满足需要	1. 轻度呼吸窘迫 2. 心因性疼痛已经缓解 3. 发热 4. 血氧饱和度 90%～95% 5. MEWS 评分：总分 4～5 分 6. 诊疗区医疗资源不能满足需要	1. 发热 2. 血氧饱和度 >95% 3. MEWS 评分：总分 0～3 分

三、心悸

心悸是指自觉心脏搏动增强或感到心慌，可伴有心动过速或心室期前收缩。

（一）询问病史

1. 有无心律失常病史　①快速性心律失常：期前收缩、窦性心动过速、阵发性室上性心动过速、房颤等。②缓慢性心律失常：三度房室传导阻滞、窦性心动过缓。

2. 患者年龄及就诊史　如排除器质性心脏病，考虑心血管神经官能症。

（二）伴随症状分析

1. 伴心前区疼痛　见于冠心病、心肌炎、心包炎以及心血管神经官能症。

2. 伴发热　见于感染性疾病。

3. 伴晕厥抽搐　见于心源性脑缺血综合征，即阿－斯综合征。

4. 伴贫血　见于各种原因导致的急性失血，常伴随出汗、脉搏减弱、血压下降等。

（三）心悸分诊评估

心悸分诊评估详见表3－2。

表3－2　心悸分诊评估

分区	红区		黄区	绿区
分级	1级	2级	3级	4级
依据	1. 重度呼吸窘迫 2. 无意识（GCS 3～8分） 3. 休克（低血压、面色苍白、出冷汗） 4. 极低的血氧饱和度，<80% 5. MEWS评分：单项>3分或者总分>9分 6. 诊断明确的室性心动过速、过缓、不齐等	1. 中度呼吸窘迫 2. 剧烈疼痛 3. 血氧饱和度80%～90% 4. MEWS评分：单项>2分或者总分6～9分 5. 血流动力学不稳定 6. 意识改变 7. 有高危险性心律不齐记录的病史 8. 心律不齐且脉搏<50次/min或者>140次/min，无休克现象 9. 留观区医疗资源不能满足需要	1. 轻度呼吸窘迫 2. 急性、突发性、持续性的心悸 3. 有意识障碍的病史 4. 发热 5. 血氧饱和度90%～95% 6. MEWS评分：总分4～5分 7. 诊疗区医疗资源不能满足需要	1. 有心悸的病史或心悸已经缓解 2. 发热 3. 血氧饱和度>95% 4. MEWS评分：总分0～3分

第二节　呼吸系统疾病分诊评估

一、咳嗽与咳痰

咳嗽是机体的一种保护性反射动作，频繁的咳嗽是一种疾病表现。咳痰是借助咳嗽动作将呼吸道分泌物排出的现象。支气管腺体分泌增多，肺部毛细血管液体漏出增加是痰液生成过多的常见原因。

（一）询问病史

1. 询问咳嗽、咳痰的起因和缓解因素。

2. 了解咳嗽、咳痰的发生时间、节律性　突然发作的咳嗽常见于刺激因子所致的急性上呼吸道炎症或者气管异物。长期反复发作的咳嗽常见于慢性呼吸系统疾病。夜间咳嗽多与肺淤血加重及迷走神经兴奋性增高有关，如支气管哮喘、左心功能不全等。

3. 询问咳嗽时有无痰液　无痰或者痰量很少的咳嗽称为干性咳嗽，常见的有急性喉炎、急性支气管炎和肺结核初期等。

（二）伴随症状分析

1. 伴发热　多提示呼吸道、肺部感染，见于呼吸道感染。

2. 伴胸痛　提示病变波及胸膜，如胸膜炎、肺炎、肺癌等。

3. 伴大量脓痰　多为支气管肺部有化脓性炎症。常见于支气管扩张、肺脓肿、脓胸合并支气管瘘等。

4. 伴咯血　常见于支气管扩张症、肺结核、肺癌、二尖瓣狭窄等。

5. 伴呼吸困难　常见于重症肺炎、大量胸腔积液、气胸、肺淤血、喉部水肿等。

6. 伴哮鸣音　常见于支气管哮喘、心源性哮喘、喘息型支气管炎等。

（三）咳嗽与咳痰分诊评估

咳嗽与咳痰分诊评估详见表 3－3。

表 3－3 咳嗽与咳痰分诊评估

分区	红区		黄区	绿区
分级	1 级	2 级	3 级	4 级
依据	1. 重度呼吸窘迫 2. 无意识（GCS 3～8 分） 3. 休克（血压低、面色苍白、出冷汗） 4. 极低的血氧饱和度，<80% 5. MEWS 评分：单项>3 分或者总分>9分	1. 中度呼吸窘迫 2. 剧烈疼痛 3. 血氧饱和度 80%～90% 4. MEWS 评分：单项>2 分或者总分 6～9 分 5. 意识改变 6. 留观区医疗资源不能满足需要	1. 轻度呼吸窘迫 2. 急性周边重度疼痛 3. 发热 4. 血氧饱和度 90%～95% 5. MEWS 评分：总分 4～5 分 6. 诊疗区医疗资源不能满足需要	1. 有心悸的病史或心悸已经缓解 2. 发热 3. 急性咳嗽，生命体征正常 4. 慢性咳嗽，生命体征正常 5. 血氧饱和度>95% 6. MEWS 评分：总分 0～3 分

二、咯血

咯血是指经口咳出的喉及喉部以下的呼吸道出血，区别于上呼吸道出血及呕血。

（一）询问病史

1. 询问咯血的量、发生时间，询问年龄与生活习惯等因素。

2. 询问患者是否有肺部疾病病史　支气管扩张、支气管结核、支气管良性肿瘤及恶性肿瘤等。

3. 询问患者心血管病史　多由肺淤血所致，也可由支气管黏膜下支气管静脉曲张破裂出血（如风湿性心脏病二尖瓣狭窄）所致。

4. 询问有无其他导致咯血的疾病病史　有凝血障碍的血液病如血小板减少性紫癜、白血病，以及一些出血性急性传染病。

（二）伴随症状分析

1. 伴发热　见于肺结核、肺炎、肺脓肿等。

2. 伴皮肤黏膜出血　多见于钩端螺旋体疾病、血液病、流行性出血热等。

3. 伴胸痛　见于肺炎球菌性肺炎、肺结核、肺梗死等。

4. 伴脓痰　见于肺脓肿、慢性纤维空洞型肺结核合并感染、支气管扩张等。

（三）咯血分诊评估

咯血分诊评估详见表3－4。

表3－4　咯血分诊评估

分区	红区		黄区	绿区
分级	1级	2级	3级	4级
依据	1. 重度呼吸窘迫 2. 无意识（GCS 3～8分） 3. 休克（血压低、面色苍白、出冷汗） 4. 极低的血氧饱和度，<80% 5. MEWS 评分：单项>3分或者总分>9分	1. 中度呼吸窘迫 2. 剧烈疼痛 3. 血氧饱和度80%～90% 4. MEWS 评分：单项>2分或者总分6～9分 5. 循环血量不足 6. 意识程度改变 7. 留观区医疗资源不能满足需要	1. 轻度呼吸窘迫 2. 咯血块 3. 有无意识的病史 4. 发热（看起来有病容） 5. 血氧饱和度90%～95% 6. MEWS 评分：总分4～5分 7. 诊疗区医疗资源不能满足需要	1. 痰中带血丝 2. 发热 3. 血氧饱和度>95% 4. MEWS 评分：总分0～3分

三、呼吸困难

呼吸困难是指患者主观上感觉空气不足，呼吸费力；客观上表现为用力呼吸、辅助呼吸肌参与呼吸、呼吸频率节律异常。

（一）询问病史

1. 询问有无心功能不全病史。

2. 询问有无外伤病史，严重的胸廓畸形、胸廓外伤、大量的胸腔积液等。

3. 有无呼吸系统疾病　①呼吸道梗塞：支气管哮喘、慢性阻塞性肺气肿、支气管炎症、水肿、异物、肿瘤等。②肺疾病：肺炎、肺不张、肺淤血、肺水肿、间质性肺病等。

4. 了解神经精神因素　呼吸中枢受损，如颅脑外伤、脑出血等；精神因素，如癔症。

（二）伴随症状分析

1. 伴发热　见于肺炎、肺脓肿、胸膜炎、败血症及急性扁桃体周围脓肿等。

2. 伴一侧胸痛　见于累及胸膜的肺部感染，如急性渗出性胸膜炎；自发性气胸、肺梗死、急性心肌梗死等。

3. 伴意识障碍　多见于脑出血、肺性脑病、急性中毒、糖尿病酮症酸中毒等。

（三）呼吸困难分诊评估

呼吸困难的分诊评估详见表3－5。

表3－5　呼吸困难分诊评估

分区	红区		黄区	绿区
分级	1级	2级	3级	4级
依据	1. 重度呼吸窘迫 2. 无意识（GCS 3～8分） 3. 休克（血压低、面色苍白、出冷汗） 4. 极低的血氧饱和度，<80% 5. MEWS 评分：单项>3分或者总分>9分	1. 中度呼吸窘迫 2. 剧烈疼痛 3. 血氧饱和度80%～90% 4. MEWS 评分：单项>2分或者总分6～9分 5. 血流动力循环不足 6. 意识程度改变 7. 留观区医疗资源不能满足需要	1. 轻度呼吸窘迫 2. 急性周边重度疼痛 3. 有无意识的病史 4. 发热（看起来有病容） 5. 血氧饱和度90%～95% 6. MEWS 评分：总分4～5分 7. 诊疗区医疗资源不能满足需要	1. 发热（看起来无病容） 2. 急性周边轻度疼痛 3. 血氧饱和度>95% 4. MEWS 评分：总分0～3分

第三节　消化系统疾病分诊评估

一、腹痛

腹痛是急诊患者常见就诊原因之一，急性腹痛往往起病急、病情变化快、病情重。

（一）询问病史

1. 腹痛的起因和缓解因素。

2. 疼痛的部位、性质、持续时间、伴随症状。

3. 既往病史　有无胃十二指肠疾病、阑尾炎、腹部外伤等病史。引起腹痛的腹部疾病有：①腹壁疾病，如脓肿、腹壁挫伤、腹壁皮肤带状疱疹等。②腹膜炎症，如由胃肠穿孔引起的急性腹膜炎、自发性腹膜炎。③腹腔内脏器的病变，腹腔脏器的急性炎症，如急性胰腺炎、急性胃肠炎；空腔脏器的阻塞或扩张，如泌尿系统结石梗阻、胆道结石、肠梗阻等；脏器扭转或破裂，如肠扭转、肝破裂、脾破裂、异位妊娠破裂等。④腹内血供异常，如夹层主动脉瘤、缺血性肠病。

4. 有无胸腔脏器的疾病及糖尿病史，女性患者应了解其月经史。

（二）伴随症状的分析

1. 伴有发热、寒战　多为腹腔炎症所致，可见于肝脓肿、急性阑尾炎、急性胆道感染等。

2. 伴有黄疸　与肝、胆、胰等疾病有关。

3. 伴有呕吐　观察呕吐物的量、颜色、性质。呕出物为咖啡色提示消化道出血，呕吐物中伴有粪臭提示肠梗阻。

4. 伴有腹泻　多为急性肠炎。

5. 伴尿频、尿急、血尿　常为泌尿系统疾病（如泌尿系统结石）所致。

6. 伴休克　伴有贫血者可能是腹腔脏器破裂（如肝、脾或异位妊娠破裂），无贫血可见于绞窄性肠梗阻、胃肠穿孔、肠扭转。

（三）腹痛分诊评估

腹痛的分诊评估详见表 3－6。

表 3－6　腹痛分诊评估

分区	红区		黄区	绿区
分级	1 级	2 级	3 级	4 级
依据	1. 呼吸功能不全、口唇青紫 2. 意识改变（如意识模糊、昏迷） 3. 休克 4. 血氧饱和度 <80%	1. 剧痛 2. 疼痛辐射到背部 3. 吐血 4. 持续出血 5. 妊娠超过 20 周并伴有高热和出血 6. 成人发热 7. 血氧饱和度 80%～90%	1. 怀孕 2. 肩部疼痛 3. 黑色或暗红色大便 4. 有大出血病史 5. 持续呕吐 6. 成人发热 7. 中度疼痛 8. 血氧饱和度 90%～95%	1. 轻度疼痛 2. 呕吐 3. 起病较慢 4. 血氧饱和度 >95%

二、腹泻

腹泻是指排便次数多于平日习惯的频率，粪质稀薄。

（一）询问病史

1. 起病急缓，病程长短。

2. 询问诱因　有无不清洁饮食、大量脂肪餐史，或焦虑、精神紧张等。腹泻的次数，大便的性状、气味、量等。

3. 伴随症状　是否有腹痛、发热、脱水、里急后重、腹部肿块、营养不良、水肿等症状。

4. 诊疗经过　是否行过肛门检查、直肠指诊、结肠镜检查等。

5. 一般情况。

6. 既往史　有无消化系统疾病史、胃肠道手术史、过敏史。

7. 个人史　有无疫区接触史。

8. 月经婚育史，家族史。

（二）伴随症状的分析

1. 伴发热　见于病毒性肠炎、克罗恩病、急性细菌性痢疾、肠结核、非特异性溃疡性结肠炎急性发作期、伤寒或副伤寒、结肠癌、小肠恶性淋巴瘤、败血症、甲状腺危象等。

2. 伴明显消瘦　见于吸收不良综合征、胃肠道恶性肿瘤。

3. 伴皮疹或皮下出血　见于麻疹、伤寒或副伤寒、败血症、糙皮病、过敏性紫癜等。

4. 伴腹部包块　见于克罗恩病、肠结核、胃肠恶性肿瘤、血吸虫肉芽肿。

5. 伴重度失水　见于尿毒症、细菌性食物中毒、霍乱等。

（三）腹泻分诊评估

腹泻的分诊评估详见表3－7。

表 3－7　腹泻分诊评估

分区	红区		黄区	绿区
分级	1 级	2 级	3 级	4 级
依据	1. 意识改变（昏迷） 2. 休克（面色苍白、大汗淋漓） 3. 血氧饱和度<80%	1. 频繁的呕血、黑便 2. 剧烈的腹痛（肠穿孔、肠破裂） 3. 血压明显下降 4. 意识模糊	1. 频繁的腹泻 2. 畏寒，发热 3. 腹部阵发性的绞痛 4. 神志清楚	1. 偶有腹泻 2. 血氧饱和度>95% 3. 偶有腹部疼痛

三、呕吐

呕吐是指胃内容物反入食管，经口吐出的一种反射动作。常常伴有流涎、头晕、血压降低、脉缓等迷走神经兴奋症状。

（一）询问病史

1. 呕吐的发病原因　急起或缓起。

2. 是否有明确的诱因　与进食的关系，有无时间特点，是间断还是持续，是否伴恶心。

3. 呕吐物的性状和量。

4. 伴随症状　是否伴腹痛、腹泻、发热、黄疸、头晕、眩晕，已婚妇女是否伴停经。

5. 诊疗经过　是否行过 X 线钡餐、胃镜、腹部 B 超等检查。

6. 既往史　有无胃肠道及中枢神经系统基础疾病，有无腹部手术、颅脑外伤史，有无药物过敏史。

7. 个人史　如饮酒史、月经婚育史、家族史。

（二）伴随症状分析

1. 伴腹痛、腹泻　细菌性食物中毒、急性肠胃炎等。

2. 伴右上腹痛、发热　如胆囊炎、胆石症。

3. 伴头痛、喷射性呕吐　颅内压增高、青光眼。

4. 伴眩晕、眼球震颤　前庭器官疾病。

5. 已婚育龄妇女伴停经　早孕。

（三）呕吐分诊评估

呕吐的分诊评估详见表3－8。

表3－8　呕吐分诊评估

分区	红区		黄区	绿区
分级	1级	2级	3级	4级
依据	1. 意识水平改变（昏迷） 2. 休克（面色苍白、大汗淋漓） 3. 血氧饱和度<80%	1. 频繁的呕血、黑便 2. 剧烈的腹痛（如肠穿孔可能） 3. 血压明显下降 4. 意识水平的改变（意识模糊）	1. 频繁的呕吐 2. 畏寒，体温升高 3. 腹部阵发性的绞痛 4. 神志清楚	1. 偶有呕吐 2. 血氧饱和度>95% 3. 偶有腹部疼痛

四、呕血

呕血是指上消化道疾病（指屈氏韧带以上的消化器官，包括食管、胃、十二指肠、肝、胆、胰）或全身性疾病所致的急性上消化道出血，血液经口腔呕出。

（一）询问病史

1. 首先注意排除鼻咽等部位出血和咯血，确定是否为呕血。

2. 询问呕血的量、性质、颜色等　是否在呕血的同时伴有黑便。

3. 了解前驱症状　是否有疲劳过度、饮食失调、感染、剧烈呕吐、情绪不安、受寒等情况，以及近期是否服用过激素、水杨酸制剂等刺激胃肠黏膜的药物。

4. 有无消化道疾病病史　如肝、胆、胰、胃、十二指肠等疾病史及病情严重程度、病程长短。临床上消化系统疾病引起的出血包括：①食管疾病，如食管裂孔疝、食管炎、食管异物、食管异物戳穿主动脉、食管贲门黏膜撕裂等；②胃及十二指肠疾病，如应激性溃疡、慢性胃炎、胃及十二指肠溃疡、胃癌等；③肝胆和胰腺疾病，如肝硬化所致的食管及胃底静脉曲张破裂出血、肝脓肿、急性出血性胆管炎、肝动脉瘤破裂出血、胰腺癌、肝癌等。

5. 询问有无除消化系统以外的其他疾病　如白血病、系统性红斑狼疮、血友病、流行性出血热、血小板减少性紫癜、尿毒症、呼吸功能衰竭等。

6. 既往出血史。

7. 一般情况　如头晕、口渴、出汗、心悸等症状等。

（二）伴随症状分析

1. 伴上腹痛　见于胃、十二指肠溃疡，胃癌等。

2. 伴有肝脾肿大　伴随肝掌、蜘蛛痣、腹壁静脉怒张或腹水则提示肝硬化门脉高压；出现肝区疼痛、肝大、质硬则提示肝癌的可能。

3. 伴有黄疸　可能是肝胆疾病引起。

4. 伴有皮肤黏膜出血　与血液及凝血功能障碍的疾病有关。

5. 其他　近期服用非甾类药物史、颅脑手术、大面积烧伤和严重外伤伴呕血者，应考虑急性胃黏膜病变的可能。

6. 注意呕血与咯血的区别　详见表 3－9。

表 3－9　呕血、咯血的区别

项目	呕血	咯血
颜色	咖啡色，暗红色，偶有鲜红色	鲜红色
血内混有物	食物残渣或胃液	泡沫及痰
出血方式	呕出	咯出
伴随症状	上腹不适，恶心、呕吐	喉部瘙痒、胸闷、咳嗽
黑便	常伴有	无
病史	消化系统疾病史	呼吸系统疾病史

7. 出血量的估计　①轻度出血：出血量 < 500 mL，占全身总血量 10%～15%。表现为皮肤苍白、脉搏正常或稍快、头晕、发冷、血压正常、尿量减少。②中度出血：出血量 800～1 000 mL，占全身总血量 20%。患者出现眩晕、口渴、少尿、血压下降、脉搏加快至 100～110 次/min。③重度出血：出血量 >1 500 mL，占全身总血量 30%。患者烦躁不安、脉搏加快至 >120 次/min、意识模糊、血压下降、呼吸深快、无尿或少尿。④根据呕血和黑便判断出血量：大便隐血试验阳性，提示出血量在 5 mL 以上；黑便提示出血量在 50～70 mL；呕血提示胃内积血在 250～300 mL。

（三）呕血分诊评估

呕血分诊评估详见表3－10。

表3－10　呕血分诊评估

分区	红区		黄区	绿区
分级	1级	2级	3级	4级
依据	1. 气道阻塞 2. 呼吸功能不全（气促） 3. 休克 4. 意识改变（意识模糊、昏迷） 5. 重度出血 6. 极低的血氧饱和度，<80%	1. 一次呕血量>500 mL或中度出血 2. 有晕厥 3. 严重疼痛 4. 消化道大出血史 5. 血氧饱和度80%～90%	1. 急性呕血，出血量<500 mL 2. 出血性疾病 3. 持续性呕吐 4. 中度疼痛 5. 血氧饱和度90%～95%	1. 呕吐 2. 近期轻度疼痛 3. 一次呕血量<100 mL 4. 血氧饱和度>95%

五、便血

屈氏韧带以下的消化道（包括空、回肠，结肠与直肠）病变引起的出血称便血，表现为血液由肛门排出，或血液与粪便一同排出，多呈鲜红色或暗红色。

（一）询问病史

1. 询问便血的量、性质、颜色等情况。

2. 了解前驱症状　是否有疲劳过度、饮食失调、感染、剧烈呕吐、情绪不安、受寒等情况，以及近期是否服用过激素、水杨酸制剂等刺激胃肠黏膜的药物。

3. 有无消化道疾病病史　如肝、胆、胰、胃、十二指肠等疾病史及病情严重程度、病程长短。临床上消化系统疾病引起的出血包括：①食管疾病，如食管裂孔疝、食管炎、食管异物、食管异物戳穿主动脉、食管贲门黏膜撕裂等；②胃及十二指肠疾病，如应激性溃疡、慢性胃炎、胃及十二指肠溃疡、胃癌等；③肝胆和胰腺疾病，如肝硬化所致的食管及胃底静脉曲张破裂出血、肝脓肿、急性出血性胆管炎、肝动脉瘤破裂出血、胰腺癌、肝癌等。

4. 询问有无除消化系统以外的其他疾病　如白血病、系统性红斑狼疮、血友病、流行性出血热、血小板减少性紫癜、尿毒症、呼吸功能衰竭等。

5. 既往出血史。

6. 一般情况　如头晕、口渴、出汗、心悸等症状等。

（二）伴随症状分析

1. 伴有上腹痛　见于胃、十二指肠溃疡，胃癌等。

2. 伴有肝脾肿大　伴随肝掌、蜘蛛痣、腹壁静脉怒张或腹水则提示肝硬化门脉高压；出现肝区疼痛、肝肿大、质硬则提示肝癌的可能。

3. 伴有黄疸　可能是由肝胆疾病引起。

4. 伴有皮肤黏膜出血　与血液疾病及凝血功能障碍有关。

5. 出血量的估计　①大便隐血试验阳性：每天出血量在 5 mL 以上。②出现黑便：出血量在 50 ~ 70 mL。③出血量 <400 mL，因组织液与脾储血的代偿可不出现全身症状。④出血量在 400 ~ 500 mL，可出现心悸、头晕、乏力等。⑤出血量 >1 000 mL，急性周围循环衰竭，严重者可引起失血性休克。

（三）便血分诊评估

便血的分诊评估详见表 3 – 11。

表 3 – 11　便血分诊评估

分区	红区		黄区	绿区
分级	1 级	2 级	3 级	4 级
依据	1. 呼吸功能不全（气促） 2. 休克 3. 意识改变（意识模糊、昏迷） 4. 出血量 >1 000 mL 5. 血氧饱和度 <80%	1. 晕厥 2. 严重疼痛 3. 排出新鲜或变质血液，量在 400 ~ 500 mL 4. 消化道大出血史 5. 血氧饱和度 80% ~90%	1. 黑色或暗红色粪便 2. 出血性疾病 3. 中度疼痛 4. 血氧饱和度 90% ~95% 5. 出血量 <400 mL	1. 轻度疼痛 2. 黑色粪便不成形 3. 血氧饱和度 >95%

第四节　神经系统疾病分诊评估

一、昏迷

昏迷是最严重的意识障碍，即意识的持续中断或完全丧失。

（一）询问病史

1. 发病缓急　急性昏迷多为意外原因所致，如中毒、低血糖等；慢性疾病所致的急性并发症，如高血压动脉硬化引起的急性脑血管病、阿－斯综合征、颅内肿瘤引起的脑疝等。逐渐加重的昏迷，可见于中毒性或代谢性脑病、神经系统感染等。

2. 发病过程　症状时轻时重，波动大，以中毒性或代谢性脑病居多。头部外伤陷入昏迷后清醒，再陷入昏迷者，要考虑硬膜外血肿。

3. 伴随症状　如发热、头痛、呕吐、黄疸、水肿、血压变化、尿便异常、抽搐等，以及这些症状与意识障碍出现的先后顺序。

4. 既往史　如有无心、肝、肾、肺等慢性疾病，有无糖尿病、高血压以及类似的昏迷史等。

5. 服药史　使用精神类药物的习惯和剂量。

6. 环境和现场特点　①季节：冬季昏迷要考虑一氧化碳中毒，夏季昏迷要想到中暑；②时间：晨起发现的昏迷患者，应考虑服毒、一氧化碳中毒、低血糖昏迷；③现场：公共场所发现的昏迷患者，考虑脑出血、癫痫、阿－斯综合征等；④患者周围的事物：药瓶、未服完的药片、农药等应收集送检，同时注意呕吐物的气味；⑤发病前状况：注意情绪激动的可能诱因；⑥有无外伤：有无头部外伤史。

（二）病情评估

1. 生命体征的测量　如体温、脉搏、呼吸、血压。

2. 神经系统检查　如瞳孔、脑膜刺激征、肢体瘫痪、姿势反射、神经反射等。

3. 昏迷的临床分级　详见表3－12。

表 3－12　昏迷的临床分级

昏迷分级	疼痛刺激反应	无意识自发动作	腱反射	瞳孔对光反射	生命体征
轻度昏迷	有反应	可有	存在	存在	无变化
中度昏迷	重刺激可有	很少	减弱或消失	迟钝	轻度变化
重度昏迷	无反应	无	消失	消失	明显变化

4. 昏迷量表评估法　目前通用 Glasgow 昏迷评分法，根据患者睁眼反应、言语反应、运动反应给予评分，从而根据评分判断患者意识状态，得分范围为 3～15 分：15 分为正常；13～14 分为轻度昏迷；9～12 分为中度昏迷；3～8 分为重度昏迷（参考表 1－8）。

（三）伴随症状的分析

1. 伴有发热　见于重症感染、颅内感染等。
2. 伴有神经症状、体征　见于脑血管疾病。
3. 伴有呼吸缓慢　见于巴比妥类、吗啡、有机磷中毒等。
4. 伴有瞳孔散大　见于癫痫，酒精、阿托品、氰化物中毒等。
5. 伴有瞳孔缩小　见于吗啡、苯巴比妥、有机磷中毒等。
6. 伴有心动过缓　见于吗啡中毒、房室传导阻滞、颅内高压等。

（四）昏迷分诊评估

昏迷分诊评估详见表 3－13。

表 3－13　昏迷分诊评估

分区	红区		黄区	绿区
分级	1 级	2 级	3 级	4 级
依据	1. 心搏呼吸骤停，需要紧急心脏按压及气管插管 2. 气道阻塞伴口唇青紫 3. 血氧饱和度 <80% 4. 休克 5. 痉挛发作	1. 意识水平改变 2. 急性视力完全丧失 3. 成人超高热 4. 血氧饱和度 80%～90%	1. 生命体征不稳定 2. 持续性呕吐 3. 血氧饱和度 90%～95%	1. 生命体征平稳 2. 血氧饱和度 95%～100%

二、意识障碍

意识障碍是人体对内外环境的识别和觉察能力出现障碍，是高级神经中枢系统功能活动处于抑制状态的结果，如脑的缺血、缺氧使神经活动不同程度地被抑制，或在脑部外伤的时候，患者相应的表现为晕厥、昏迷、癫痫或癔症等。

（一）询问病史

1. 发病过程　诱因、持续时间、被发现的过程。

2. 年龄和发病季节　儿童春季发病多见于流行性脑膜炎，夏季发病多见于乙脑、中毒性菌痢；青壮年则以脑血管畸形多见；老年患者多见于心脑血管疾病。

3. 既往史　有无高血压、癫痫、糖尿病和心、肝、肺等疾病病史。

4. 其他　昏迷现场有无农药、电线坠落、安眠药等，以及患者思想情况、生活情况、发生背景、有无外伤史等。

（二）伴随症状分析

1. 发热　先有意识障碍后有发热可见于脑出血、蛛网膜下隙出血、巴比妥类药物中毒等。先发热后有意识障碍可见于重症感染性疾病。

2. 呼吸缓慢　可见于巴比妥类、吗啡、有机磷杀虫药等中毒。

3. 瞳孔散大　可见于癫痫、低血糖状态，酒精、颠茄类、氰化物等中毒。

4. 瞳孔缩小　可见于有机磷杀虫药、吗啡类、巴比妥类等中毒。

5. 心动过缓　可见于房室传导阻滞、颅内高压、吗啡类等中毒。

6. 高血压　可见于脑血管意外、高血压脑病、肾炎等。

7. 低血压　可见于各种原因引起的休克。

8. 脑膜刺激征　可见于蛛网膜下隙出血、脑膜炎等。

9. 偏瘫　可见于脑梗死、颅内占位性病变、脑出血等。

（三）意识障碍分诊评估

意识障碍分诊评估详见表 3－14。

表 3－14　意识障碍分诊评估

分区	红区		黄区	绿区
分级	1 级	2 级	3 级	4 级
依据	1. 心搏呼吸骤停，需要紧急心脏按压及气管插管 2. 休克 3. 脑血管意外 4. 复合伤 5. 昏迷	1. 昏睡 2. 成人超高热 3. 呼吸急促 4. 血氧饱和度 <90%	1. 嗜睡 2. 生命体征不稳定 3. 有明确及严重的毒物接触史 4. 大量误服药物	1. 明确诊断的慢性疾病（甲亢等） 2. 生命体征正常 3. 轻度的酒精中毒

三、抽搐

抽搐是由于高热或其他原因引起的脑功能紊乱导致全身或局部成群骨骼肌非自主地抽动或强烈收缩，常可引起关节运动和强直。

（一）询问病史

1. 抽搐发作的诱因、时间（持续时间、发作间隔）、地点。

2. 临床表现　持续强直性或间歇阵挛性，全身性或局部性，发作时的意识状态、有无大小便失禁情况等。

3. 相关病史　有无家族性遗传病史、毒物接触史，有无癔症、外伤史等。因脑部疾病引起，如颅脑外伤、原发性肿瘤、脑膜炎、脑脓肿、蛛网膜下隙出血、脑出血、脑炎、脑梗死、先天性脑发育障碍等；因全身性疾病引起，如狂犬病、低血糖状态、中毒性菌痢、破伤风、中耳炎、癔症性抽搐、尿毒症、低钙及低镁血症、肝性脑病、酒精及有机磷中毒、溺水、触电、系统性红斑狼疮等。小儿高热惊厥则主要是由急性感染所致。

（二）伴随症状的分析

1. 发热　见于小儿的急性感染。

2. 血压增高　见于肾炎、高血压病等。

3. 脑膜刺激征　见于蛛网膜下隙出血、脑膜炎等。

4. 瞳孔散大、舌咬伤　见于癫痫大发作。

5. 发作前剧烈头痛　见于颅脑外伤、急性感染、颅内占位性病变、高血压等。

6. 意识丧失　见于重症颅脑疾病、癫痫大发作等。

（三）抽搐分诊评估

抽搐的分诊评估详见表3－15。

表3－15　抽搐分诊评估

分区	红区		黄区	绿区
分级	1级	2级	3级	4级
依据	1. 气道阻塞，呼吸功能不全 2. 休克 3. 抽搐持续发作	1. 意识水平改变 2. 急性神经功能缺损 3. 脑膜刺激征 4. 儿童高热 5. 成人超高热	1. 意识丧失史 2. 持续性呕吐 3. 近期神经功能缺损 4. 成人高热	1. 有抽搐病史 2. 生命体征正常 3. 意识清楚

第五节　其他非创伤疾病分诊评估

中毒是某些物质接触人体或进入人体后，与体液、组织相互作用，损害组织，破坏神经及体液调节功能，使正常生理功能发生严重障碍，引起一系列症状。毒物的毒性较剧或短时间内大量、突然地进入人体内，迅速引起症状甚至危及生命者称为急性中毒。

（一）询问病史

1. 职业史和中毒史。

2. 中毒情况　毒物名称、种类、剂量，中毒途径、时间，以及出现中毒症状的时间或发现患者的时间及经过。

3. 有服毒可能者　了解患者的精神状态、生活情况、经常服用的药物，身边有无药瓶，家中的药物有无缺少及服药剂量的估计。

4. 怀疑一氧化碳中毒　了解室内炉火、煤气以及当时室内其他人员情况。

5. 怀疑食物中毒者　询问进餐情况、进餐时间和同时进餐者有无同样症状，并注意搜集剩余食物、呕吐物或胃内食物送检。

（二）伴随症状

（1）可并发酸中毒、电解质紊乱、脱水、肝脏损害（黄疸、肝炎症状）。

（2）出现致死性的心力衰竭和休克，可并发肺水肿、严重心律失常、呼吸肌麻痹、呼吸衰竭。

（3）肾脏损害，出现高血压、氮质血症、血尿、蛋白尿、急性肾衰竭等。

（4）神经系统出现昏迷、抽搐、瘫痪、中枢性呼吸衰竭。

（5）在度过中毒急性期后，部分患者可遗留后遗症，如腐蚀性毒物中毒引起的消化道变形和狭窄。

（6）脑部损害或严重缺氧可导致精神运动功能障碍。

（三）中毒分诊评估

中毒的分诊评估详见表 3－16。

表 3－16　中毒分诊评估

分区	红区		黄区	绿区
分级	1 级	2 级	3 级	4 级
依据	1. 气道阻塞 2. 呼吸功能不全 3. 休克 4. 儿童昏迷 5. 痉挛发作	1. 脉搏异常 2. 高度损伤 3. 意识水平改变 4. 有进一步自伤的高度危险 5. 血氧饱和度超低 6. 重大中毒史	1. 有进一步自伤的中度危险 2. 抑郁表现 3. 意识丧失史 4. 重大精神病病史 5. 中度损伤 6. 血氧饱和度低	轻度损伤

第四章　急诊绿色通道病种系统化分诊评估

第一节　急性单病种绿色通道

急诊科是医院的窗口，急诊急救水平的高低，尤其是抢救急危重症患者水平的高低，直接反映一个医院的医疗水平。随着社会进步和经济的发展，急诊医学的范畴不断扩大，急诊科对于处理意外突发事件及群体事件起到了重要作用。急危重症患者是急诊患者中发病最急、变化最快、病情最重、危险性最大、死亡率最高、发生医疗纠纷最多的群体。急诊绿色通道的建立与通畅是确保“急危重”患者救治的有效机制，这已经成为全国各地医院急诊界的共识。所谓急诊绿色通道是指医院为急危重症患者提供快捷高效的服务系统。急救绿色通道是一个生命急救通道，它能使患者赢得宝贵的抢救时间，提高抢救的成功率，降低并发症和死亡率，促进患者的康复，提高患者的生存质量。绿色通道主要包括 3 个部分：院前急救、院内急救、重症监护，3 个环节各自独立，而又相互衔接。

一、急性创伤

1. 定义　急性创伤为机械因素加于人体所造成的组织或器官的破坏。抢救严重多发伤患者时，时间就是生命。院内抢救多处于第二死亡高峰时间内，有“黄金一小时”的说法。它是伤后抢救的最佳时间窗。如果能在伤后这个时间窗内把患者送入邻近有条件的医院抢救，抢救的成功率将有明显提高。

2. 分诊评估及处理流程　详见表 4 – 1、图 4 – 1。

表 4－1　急性创伤分诊评估

分区	红区		黄区	绿区
分级	1 级	2 级	3 级	4 级
依据	1. 高强度创伤衰竭 2. 心动过速、动脉性低血压 3. 急性呼吸窘迫 4. 血肿、意识障碍 5. 颅脑损伤 6. 穿透性创伤 7. 疼痛评分≥7 分	1. 严重呼吸困难 2. 心动过速、动脉性低血压 3. 疼痛评分 <7 分 4. 意识障碍 5. 伴有意识障碍的颅脑损伤	1. 疼痛评分 <3 分 2. 不严重危险因素 3. Glasgow 评分 15 分 4. 无意识障碍的颅脑损伤	1. Glasgow 评分 15 分 2. 较轻的危险因素 3. 淤血

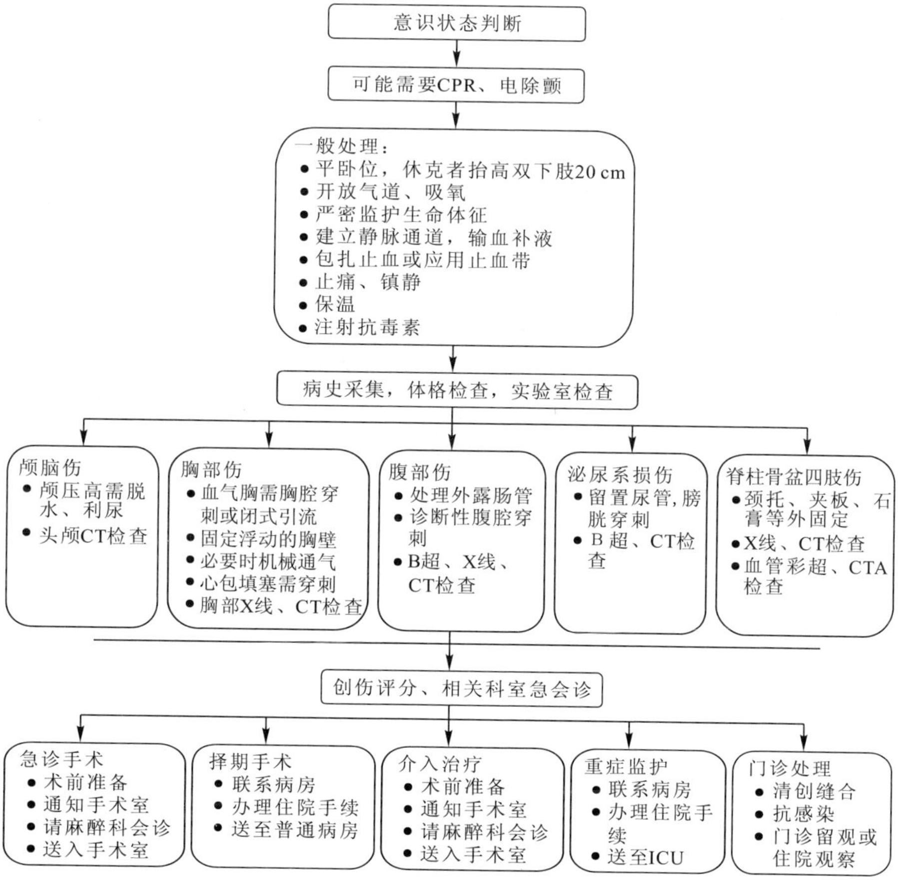

图 4－1　急性创伤急诊绿色通道服务流程

二、急性心肌梗死

1. 定义　急性心肌梗死是在冠脉病变基础上，冠脉血供急剧减少或中断，导致心肌严重而持久的缺血，引起的急性心肌缺血坏死，是临床中一种比较常见的危重急症，具有病情急、死亡率高等特点，其预后与抢救时间具有密切的联系。

2. 分诊评估及处理流程　详见表4－2、图4－2。

表4－2　急性心肌梗死分诊评估

分区	红区		黄区	绿区
分级	1级	2级	3级	4级
依据	1. 休克 2. 心搏、呼吸骤停 3. 抽搐	1. 收缩期低血压，<90 mmHg 2. 疼痛评分>7分 3. 压榨性疼痛 4. 心血管病史		

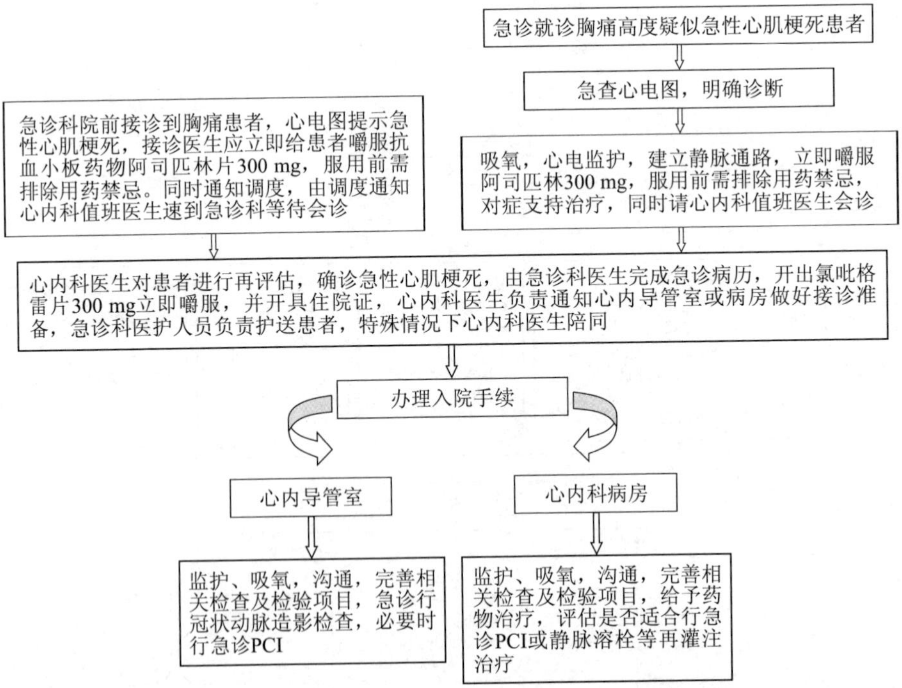

图4－2　急性心肌梗死急诊绿色通道服务流程

三、急性心力衰竭

1. 定义　急性心力衰竭是指由于心脏病变引起心室排血量显著急剧减少，导致组织、器官灌注不足和急性肺淤血的综合征，以急性肺水肿为主要表现，发病急、变化快，如不及时抢救常危及生命。

2. 分诊评估及处理流程　详见表4－3、图4－3。

表4－3　急性心力衰竭分诊评估

分区	红区		黄区	绿区
分级	1级	2级	3级	4级
依据	1. 呼吸停止或暂停 2. Glasgow 评分 < 12分 3. 全身性发绀 4. 吸气性呼吸困难 5. 急性哮喘	1. 轻度呼吸困难 2. 听诊可闻及哮鸣音 3. 不能平卧 4. 烦躁不安或心悸 5. 相关的胸痛	1. 在休息状态下出现的呼吸困难 2. 呼吸困难持续时间≥6 h	1. 在运动时发生的呼吸困难 2. 呼吸困难持续时间 >24 h 3. 意识清楚

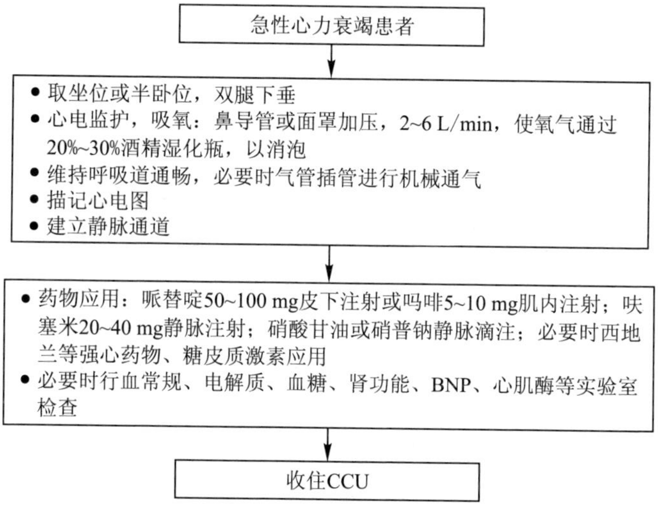

图4－3　急性心力衰竭急诊绿色通道服务流程

四、急性呼吸衰竭

1. 定义　急性呼吸衰竭是指原肺呼吸功能正常，因多种突发因素，如脑炎、脑外伤、电击、药物麻醉或中毒等直接或间接抑制呼吸中枢，或神经－肌肉疾患，如脊髓灰质炎、急性多发性神经根炎、重症肌无力等，均可影响通气不足，乃至呼吸停止，产生缺氧和二氧化碳潴留。还可因急性物理刺激性气体吸入、严重创伤、休克、严重感染等引起肺组织损伤，发生渗透性肺水肿导致的成人呼吸窘迫综合征（ARDS），以急性换气功能障碍所致的严重低氧血症的呼吸衰竭。

2. 分诊评估及处理流程　详见表4－4、图4－4。

表4－4　急性呼吸衰竭分诊评估

分区	红区		黄区	绿区
分级	1级	2级	3级	4级
依据	1. 呼吸停止或暂停 2. Glasgow 评分 < 12分 3. 全身性发绀 4. 呼吸延长，腹部异常呼吸型 5. 哮喘急性发作	1. 轻度呼吸困难 2. 听诊可闻及哮鸣音 3. 不能平卧，晕厥或心悸 4. 相关的胸痛急性发作（呼吸困难持续时间 <6 h）		

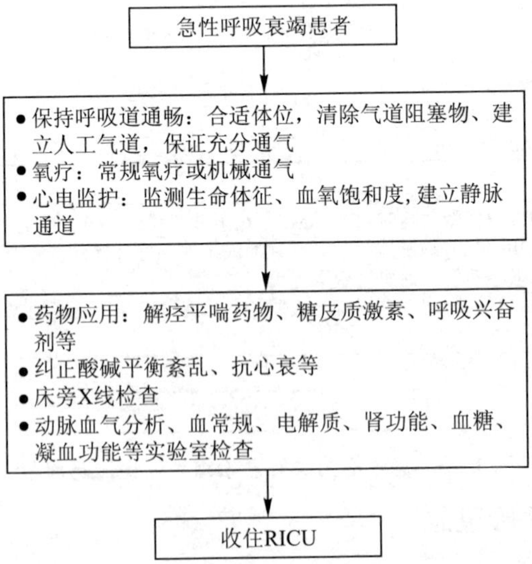

图4－4　急性呼吸衰竭急诊绿色通道服务流程

五、急性中毒

1. 定义　急性中毒是急诊常见的危急重症，主要特征为发病急、变化快、症状重、病情复杂，常在短时间内即出现惊厥、呼吸困难、发绀、休克、昏迷及多脏器损伤等严重的症状或临床表现。若诊断失误或抢救不及时可危及患者生命或留下严重的后遗症。急救原则：急性中毒患者病情变化快、损害严重，应争分夺秒进行抢救。

2. 分诊评估及处理流程　详见表4－5、图4－5。

表4－5　急性中毒分诊评估

分区	红区		黄区	绿区
分级	1级	2级	3级	4级
依据	1. 昏迷 2. 休克状态 3. 呼吸窘迫	1. 精神性烦躁不安 2. 心动过速或心动过缓，心律不齐 3. 意识障碍 4. 呼吸困难 5. 动脉压减低 6. 肌张力下降 7. 呼吸缓慢	1. 没有进行性的意识障碍 2. 生命体征稳定 3. 消化系统症状：恶心、呕吐、腹胀、便秘	

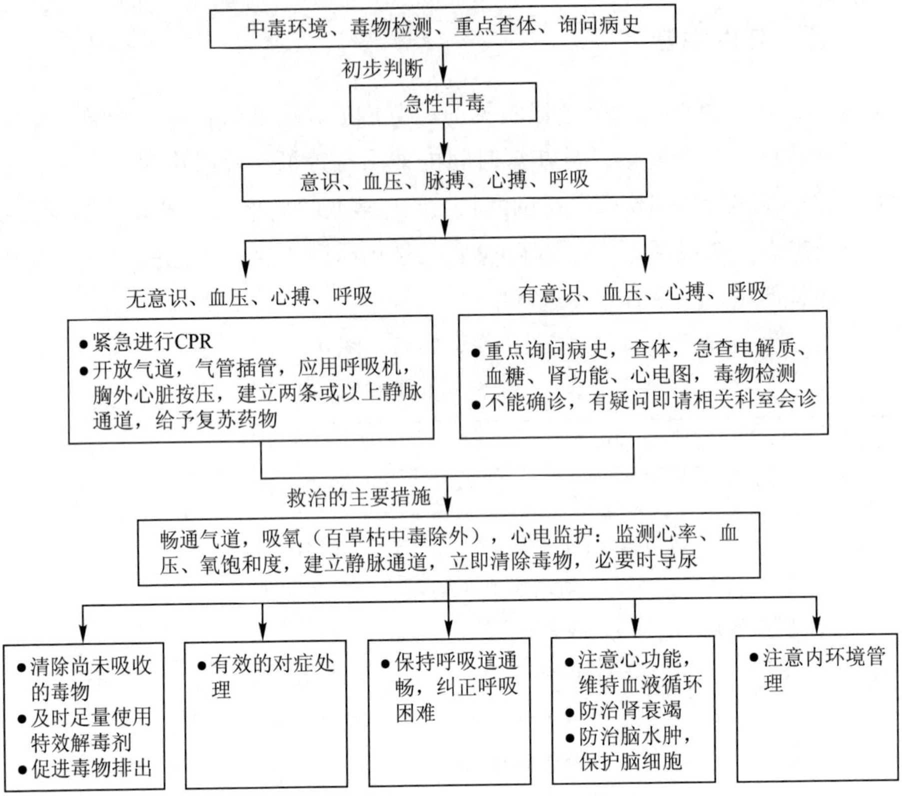

图4－5　急性中毒救治急诊绿色通道服务流程

六、急性颅脑外伤

1. 定义　颅脑外伤是外界暴力直接或间接作用于头部所造成的损伤；按损伤后脑组织是否与外界相通分为开放性和闭合性损伤。常见的脑外伤有头皮裂伤、头皮撕脱伤、头皮血肿、颅骨骨折、脑震荡、脑挫裂伤、颅内血肿等。受伤后有不同程度的头痛、呕吐、视乳头水肿及意识、思维、感觉、运动障碍。

2. 分诊评估及处理流程　详见表4－6、图4－6。

表 4-6　急性颅脑外伤分诊评估

分区	红区		黄区	绿区
分级	1 级	2 级	3 级	4 级
依据	1. 血流动力学不稳定 2. 意识障碍 3. Glasgow 评分≤8 分 4. 双侧瞳孔扩大或瞳孔不等大 5. 进行性抽搐 6. 呼吸窘迫	1. Glasgow 评分≤13 分 2. 意识障碍、烦躁 3. 头皮伤口 4. 急性头痛	1. 恶心 2. Glasgow 评分 > 13 分 3. 疼痛评分 >3 分	1. 无意识丧失 2. 疼痛评分 < 3 分 3. 轻度挫裂伤

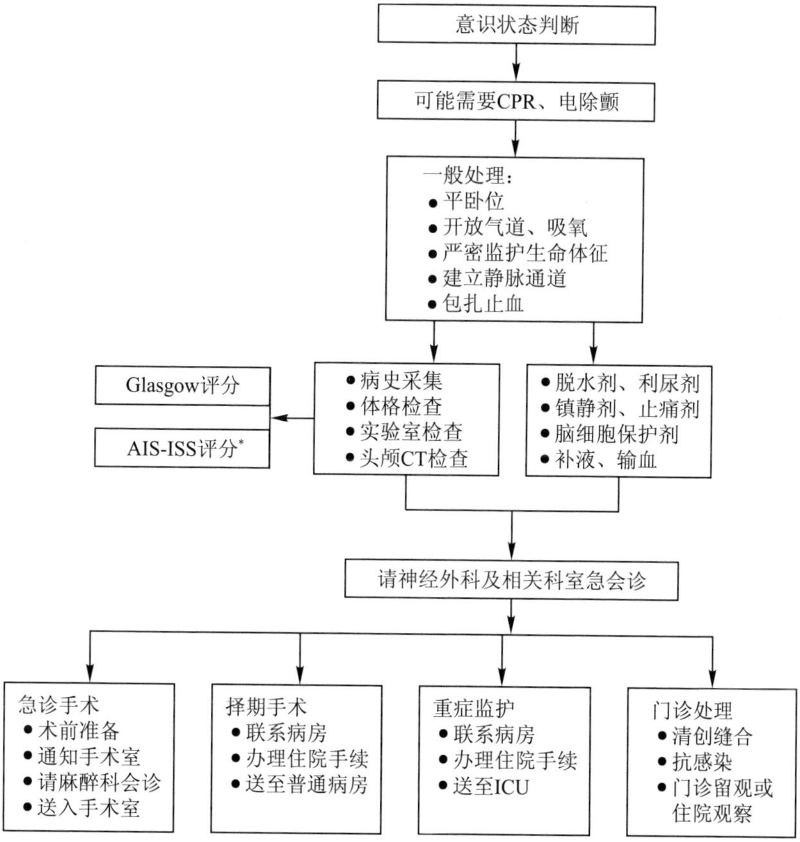

图 4-6　急性颅脑损伤急诊绿色通道服务流程

*注：简明创伤评分（abbreviated injury scale，AIS）为简明损伤定级标准；损伤严重度评分（injury severity score，ISS）为损伤严重度评分法。

七、急性脑卒中

1. 定义　脑卒中（cerebral stroke）又称中风、脑血管意外，属于急性脑血管疾病，是一种由于脑部血管突然破裂或因血管阻塞导致血液不能流入大脑而引起脑组织损伤的疾病，包括缺血性卒中和出血性卒中。缺血性卒中的发病率高于出血性卒中，占脑卒中总数的60%~70%。

2. 分诊评估及处理流程　详见表4－7、图4－7。

表4－7　急性脑卒中分诊评估

分区	红区		黄区	绿区
分级	1级	2级	3级	4级
依据	1. 急性四肢麻痹 2. 半边肢体肌力下降<3 h 3. 失语<3 h 4. Glasgow 评分<8分 5. 伴发胸痛	1. 半边肢体肌力下降<24 h 2. 失语或口齿不清<24 h 3. 视力障碍<24 h 4. 面容或口角歪斜<24 h 5. 四肢水平的感觉异常	1. 半边肢体肌力下降>24 h 2. 失语或口齿不清>24 h 3. 视力障碍>24 h 4. 面容或口角歪斜>24 h	1. 双侧感觉异常减退 2. Glasgow 评分为15分 3. 没有感觉运动机能缺失

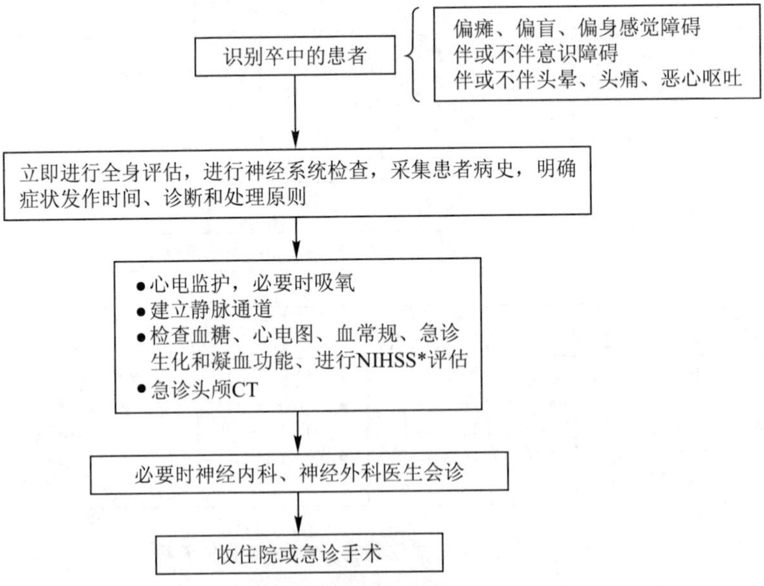

图4－7　急性脑卒中急诊绿色通道服务流程

＊注：NIHSS，美国国立卫生研究院卒中量表（National institute of health stroke scale）。

八、高危妊娠孕产妇

1. 定义　高危妊娠是指凡妊娠期因某种因素可能危害孕妇、胎儿与新生儿或导致难产者。高危妊娠对孕产妇及胎儿有较高危险性，可能导致难产危及母婴者，称为高危妊娠；具有高危妊娠因素的孕妇，称为高危孕妇。

高危妊娠范畴：①年龄＜18 岁或＞35 岁；②有异常孕产史者，如流产、早产、死胎、死产、各种难产及手术产、新生儿死亡、新生儿溶血性黄疸、先天缺陷或遗传性疾病；③孕期出血，如前置胎盘、胎盘早剥；④妊娠高血压综合征；⑤妊娠合并内科疾病，如心脏病、肾炎、病毒性肝炎、重度贫血、病毒感染（巨细胞病毒、疱疹病毒、风疹病毒）等；⑥妊娠期接触有害物质，如放射线、同位素、农药、化学毒物、CO 中毒及服用对胎儿有害药物；⑦母儿血型不合；⑧早产或过期妊娠；⑨胎盘及脐带异常；⑩胎位异常；⑪产道异常（包括骨产道及软产道）；⑫多胎妊娠；⑬羊水过多、过少；⑭多年不育经治疗受孕者；⑮曾患或现有生殖器官肿瘤者等。

2. 分诊评估及处理流程　详见表 4－8、图 4－8。

表 4－8　高危妊娠孕产妇分诊评估

分区	红区		黄区	绿区
分级	1 级	2 级	3 级	4 级
依据	1. 昏迷 2. 抽搐 3. 休克状态 4. 胎先露（临产）	1. 血压 ＞140/90 mmHg 2. 疼痛指数≥6 3. 羊膜破裂 4. 呕吐 5. 大量的子宫出血 6. 规则和剧烈的宫缩	1. 血压 ＜140/90 mmHg 2. 间断的轻度宫缩	下腹轻度阵发性坠痛或腰痛

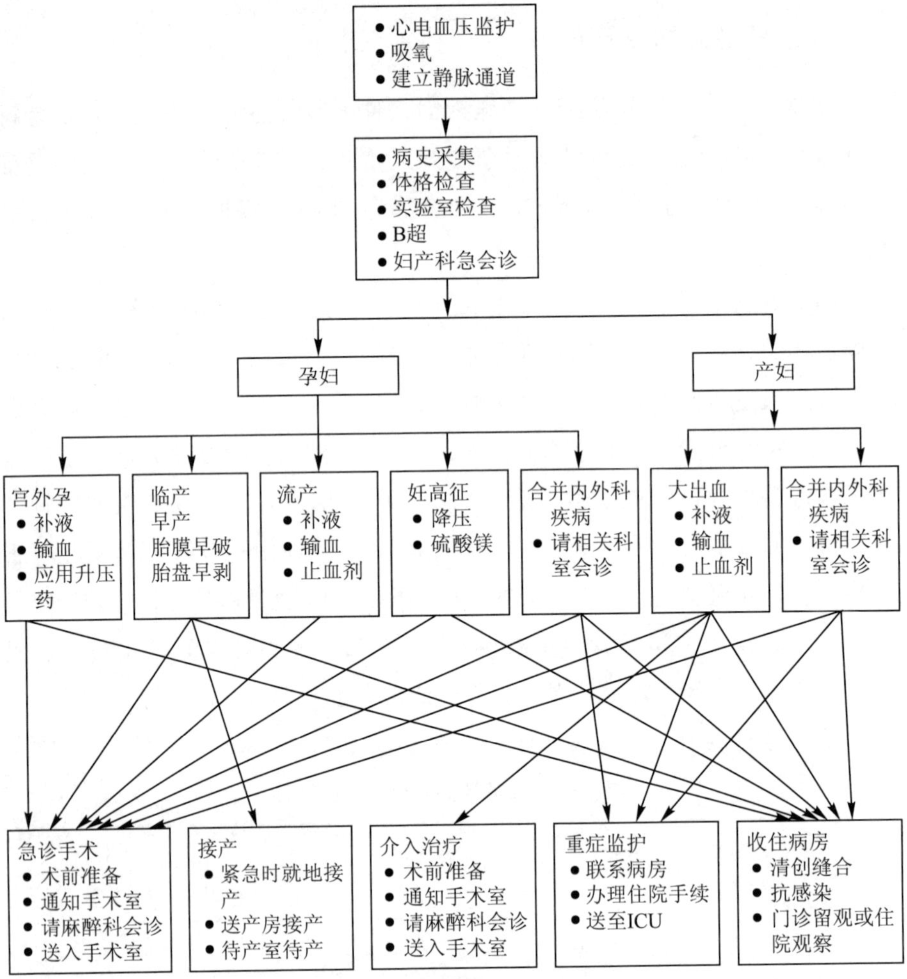

图4－8　高危妊娠孕产妇急诊绿色通道服务流程

第二节　突发公共卫生事件的急诊分诊

当今世界，各种环境因素越来越复杂，各种突发性事件不断增多。其中又以公共卫生突发性事件居多。中国的城市由于人口高度聚集、人员交往频繁、易感人群增多，发生突发性公共卫生事件的可能性增大，成为公共性卫生突发事件的高危地区。因此，如何有效地应对这些公共卫生突发事件，已成为一项刻不容缓的头等大事。

突发公共卫生事件是指突然发生，造成或者可能造成社会公众健康严重损害的重大传染病疫情、群体性不明原因疾病、重大食物和职业中毒，以及其他严重影响公众健康的事件。医院急诊科接治的多是突发性的急危重症患者。急诊分诊是根据患者的主诉、主要症状和体征进行初步判断，分清疾病的轻重缓急及隶属专科，及时安排救治程序及指导专科就诊，使急诊患者尽快得到诊治。

一、检伤分诊

立即执行上报制度，值班护士接到电话或见到患者时第一时间通知科主任、护士长，科主任、护士长根据患者人数和伤情上报主管院长、医务科和护理部；夜间要第一时间通知总值班室、科主任、护士长。

分诊护士走出分诊台，到急诊科大门口接待患者，进行伤情分类，分区如下。

红区：对危急症和急重症伤员直接送入抢救区，由抢救室护士配合医生按抢救流程进行一对一救治，根据病情对患者采取各种抢救措施，如心肺复苏、建立静脉通路、心电监护、气管插管、吸氧、洗胃、吸痰、呼吸机治疗等。护士负责将患者信息录入急诊分诊系统。

黄区：将观察区作为临时急救区，对紧急（无伤口、无活动性出血）的患者进行救治，由1~2名本科室护士指导增援护士按紧急处理流程处置，同时采集患者信息。

绿区：对紧急、亚紧急（有伤口、有活动性出血）的患者送入处置室进行止血、包扎及简易固定。由护士采集患者信息。对紧急患者处置后转入临时急救区，对亚紧急患者处置后转入临时输液室进一步治疗。对亚紧急、非紧急（无伤口）者根据伤员数量开放诊室，一般每个诊室<10名患者，每名护士负责一间诊室并采集患者信息，安排患者检查。

黄区、绿区应进行详细资料录入（如姓名、性别、年龄、单位、住址、电话、生命体征等），可由另一名护士同时完成。

二、病情的分类或分级

（一）Ⅰ级（一类）即濒危

患者情况：有生命危险，生命体征不稳定需要立即急救，进入绿色通道或复苏区。此类患者如得不到紧急救治，很快会危及生命。如心搏呼吸骤停、剧烈胸痛、持续严重的心律失常、严重呼吸困难、重度创伤大出血、中毒以及老年复合伤等。目标反应时间：即时（刻），每个患者都应在目标反应时间内得到治疗。

（二）Ⅱ级（二类）即急重

患者情况：有潜在的生命危险，病情有可能急剧变化，需要紧急处理及马上紧密观察。如心、脑血管意外，严重骨折，腹痛持续 36 h 以上，突发而剧烈的头痛，开放性创伤，儿童高热等。目标反应时间：少于 5 min（即在 5 min 内给予处理），能在目标反应时间内处理 95% 的患者。

（三）Ⅲ级（三类）即急症

患者情况：生命体征尚稳定但有可能病情转差，急性症状持续不缓解的患者。如高热、寒战、呕吐、闭合性骨折等。目标反应时间：少于 30 min，能在目标反应时间内处理 90% 的患者。

（四）Ⅳ级（四类）即非急症

患者情况：生命体征正常，轻症患者或非急症患者，目前无急性发病情况，无或很少不适主诉。目标反应时间：90 min，能在目标反应时间内处理 90% 的患者，可在急诊等待就诊，也可到门诊诊治。

三、大规模突发公共卫生安全事件处理流程

急诊科是应对突发性公共卫生事件的重要部门之一。为了保证突发事件抢救工作及时、有效进行，应该完善各种有关制度：制定突发事件汇报制度、护理人员外出请示制度、急救物品管理制度，为处理突发事件争取时间。应制定相关的护理应急预案和急救流程，并开展常规培训和演练，分阶段分内容进行，在掌握理论知识的前提下，再通过反复演练加以强化，使每位急诊护士能熟悉应急预案的要求和内容，增强医护配合的熟练程度，不断提高急救意识和急救水平，从而使各项抢救工作顺利开展。

分诊是急诊护理工作中重要的专业技术，所有的急诊就诊患者均要先通过分诊台护士分诊后，才能得到专科医生的诊治。如果分诊错误，则有可能延误抢救治疗时机，甚至危及患者生命。尤其对群发伤大批患者，应突出重点、紧急评估和快速分类，保证急诊突发事件抢救工作的顺利进行。

第五章　特殊科室系统化分诊评估

急诊分诊是急诊抢救急危重症患者的重要环节，其作为急诊护理工作的第一关，直接影响到急诊医疗工作的质量和效率，对整个急诊科的运作和发展有重要的作用。急诊耳鼻喉、口腔、眼科及皮肤科等就诊患者较多，但非急诊患者比例重，急诊资源消耗大，使急诊有限的人力、物力资源疲于应付，往往耽误了真正急诊患者的救治。而在我国急诊耳鼻喉、口腔、眼科等特殊科室预检分诊方面却尚未形成统一的标准，也没有全国统一的成文规定和具体操作程序。现将分诊指南的一些具体应用概述如下。

第一节　耳鼻喉疾病分诊评估

一、外耳道异物

（一）分诊评估

外耳道异物的分诊评估详见表 5－1。

表 5－1　外耳道异物分诊评估

分区	红区		黄区	绿区
分级	1 级	2 级	3 级	4 级
依据			1. 轻度呼吸窘迫 2. 急性周边重度疼痛（8～10 分）	1. 急性周边中度疼痛（4～7 分） 2. 急性周边轻度疼痛（<4 分） 3. 外耳道异物、生命体征正常、无发热、无疼痛不适

（二）定义

外耳道异物，即异物误入耳内引起的疾病，导致耳内有耳鸣、耳痛、瘙痒、听力下降、眩晕、反射性咳嗽等症状。此病症多见于儿童，因此要加强对幼儿的看护，避免一些外来物质进入外耳道。

（三）病因病机

本病多见于儿童，因其年幼无知将异物塞入耳内。成人多为挖耳或外伤遗留物体于耳内，或野营露宿昆虫入耳，工作中意外事故致异物溅入耳内。根据异物种类不同，一般可分以下3类。

1. 动物类异物　包括蚊、蝇、蟑螂、飞蛾、蚂蚁、水蛭、蛆等一类可能进入外耳道的小动物，多在夜间睡觉等情况下偶尔飞入或爬入耳内，在外耳道爬行、骚动。

2. 植物类异物　包括谷类、豆类、小果核等，多因小儿年幼无知，玩耍时将异物塞入，或劳动中进入，这类异物遇水体积膨胀，可阻塞外耳道。

3. 非生物类异物　包括小石块、沙粒、铁屑、木屑、小玻璃球、断棉签、树枝、火柴棒、纸团等，常因不慎进入或小儿无知塞入，或因挖耳、治疗、外伤时进入外耳道。若为锐利异物，可刺伤外耳道皮肤；若为较大异物会压迫耳道，使局部肌肤受损或血液不通。

（四）急诊诊断

1. 病史　多有异物入耳史。

2. 临床症状　耳内可有耳鸣、耳痛、瘙痒、听力下降、眩晕、反射性咳嗽等，轻者可无明显症状。根据异物的种类、形态、大小和所在部位，而有不同的症状。一般来说，动物类异物如形体较大，尖锐、有刺激性，则症状较明显；如体小而光滑，无膨胀性、刺激性，其症状较轻或无明显症状。

动物类异物进入外耳道后，在外耳道内爬行、骚动，使患者烦躁不安，引起难以忍受之痛痒，或刺激鼓膜产生擂鼓样耳鸣及眩晕，甚至导致鼓膜穿孔、出血；异物较大或植物性异物遇水膨胀阻塞外耳道，可致耳鸣、听力下降、眩晕、耳痛、反射性咳嗽等，压迫较甚者可致外耳道皮肤红肿、糜烂、疼痛。若异物嵌顿外耳道峡部，则疼痛较剧。

3. 局部检查　外耳道检查，有异物存在，即可做出明确诊断。

（五）急诊处理

1. 异物入耳　发现有异物入耳，应到医院取出，不要自行盲目挖取，以免损伤外耳道皮肤及鼓膜或将异物推向深处。异物取出后，外耳道应保持干燥与清洁。

2. 戒除挖耳习惯　要改掉爱挖耳道习惯，以免断棉签、火柴棒等物遗留耳内。加强对小儿的看护，教育小孩不要将细小物体放入耳内。野外露宿者，应加强防护，以防昆虫入耳。

二、听力障碍

（一）分诊评估

听力障碍的分诊评估详见表5－2。

表5－2　听力障碍分诊评估

分区	红区		黄区	绿区
分级	1级	2级	3级	4级
依据			急性听力障碍	逐渐性听力障碍

（二）定义

听力障碍是指听觉系统中的传音、感音及对声音的综合分析的各级神经中枢发生器质性或功能性异常，而导致听力出现不同程度的减退。习惯称为耳聋，但只有听力严重减退才称之为聋，其表现为患者双耳均不能听到任何言语。而听力损失未达到此严重程度者，则称为听力减退。

（三）病因

1. 遗传因素　由遗传因素导致的感音神经性耳聋多为重度或极重度耳聋。

2. 环境因素　包括母亲孕期、儿童出生时或出生后受到的各种病毒或细菌感染、耳毒性药物、头部外伤和放射线等致聋因素。

3. 药物和化学制剂致聋　药物致聋：氨基糖苷类抗生素致聋是我国听力障碍儿童中的主要病因之一。化学制剂：一些工业化制剂如铅、汞等损伤听觉器官；一氧化碳中毒导致血红蛋白携氧障碍，神经缺氧会累及听觉系统，对儿童尤为明显。

4. 噪声性耳聋　成人多见，儿童少见。表现呈双侧或单侧高频听力下降。

5. 外伤　儿童活泼好动，容易导致外伤，并发耳聋。

（四）临床表现

听觉障碍常见的临床症候有耳鸣、听觉过敏、耳聋、幻听及听觉失认。

（五）急诊检查

听力检查的目的是了解听力损失的程度、性质及病变的部位。检查方法甚多，可归纳为两类：

1. 客观检查方法　听性脑干诱发反应阈值、听性脑干诱发反应潜伏期、稳态诱发反应、声导抗测试、畸变耳声发射、耳蜗电图。此种检查方法不受年龄、精神心理状态的影响，其结果较精确可靠。

2. 主观检查方法　如耳语检查、秒表检查、音叉检查、听力计检查、纯音测听、定向条件反射测定和言语识别率测试等，此方法方便快捷。但可因年龄过小、精神心理状态失常等多方面因素而影响测听结论的准确性。

三、耳鸣

（一）分诊评估

耳鸣的分诊评估详见表5－3。

表5－3　耳鸣分诊评估

分区	红区		黄区	绿区
分级	1级	2级	3级	4级
依据				单纯耳鸣

（二）定义

耳鸣是累及听觉系统的许多疾病不同病理变化的结果，病因复杂，机制不清，主要表现为无相应的外界声源或电刺激，而主观上在耳内或颅内有声音感觉。在临床上它既是许多疾病的伴发症状，也是一些严重疾病的首发症状（如听神经瘤）。

（三）病因

1. 听觉系统疾病　①外耳道耵聍栓塞、肿物或异物；②中耳各种中耳炎、耳硬化症；③内耳梅尼埃症、突发性耳聋、外伤、噪声性耳聋、老年性耳聋等。

2. 全身性疾病　①心脑血管疾病、高血压、高血脂、动脉硬化、低血压等；②自主神经功能紊乱、精神紧张、抑郁等；③内分泌疾病：甲状腺功能异常、糖尿病等；④其他：神经退行性变（如脱髓鞘性疾病）、炎症（病毒感染）、外伤、药物中毒、颈椎病、颞下颌关节性疾病或咬合不良等。

（四）临床表现

总体说呈多样性，可单侧或双侧发病，也可为头鸣，可持续性存在也可间歇性出现，声音可以为各种各样、音调高低不等。

1. 耳鸣与听力的关系　有些耳鸣患者伴有听力下降，有些听力正常，但是耳鸣不会引起或加重听力下降。

2. 耳鸣与心理因素的关系　长期耳鸣会引起患者产生烦躁、焦虑、紧张、害怕或者抑郁的情绪，而不良的情绪状态可加重耳鸣，造成耳鸣与不良情绪之间的恶性循环，心理因素在耳鸣发病的过程中起重要作用。

（五）急诊诊断

1. 了解病史　进行耳部及全身临床检查。

2. 听力学检查　纯音测听、声阻抗测听、耳鸣音调和响度匹配检测、耳鸣后效抑制和最小掩蔽级检测，以及其他听力学及电生理检查。

四、耳漏

（一）分诊评估

耳漏的分诊评估详见表5－4。

表5－4　耳漏分诊评估

分区	红区		黄区	绿区
分级	1级	2级	3级	4级
依据			1. 发热（看起来有病容） 2. 急性重度疼痛（8～10分）	1. 发热（看起来无病容） 2. 急性中度疼痛（4～7分） 3. 急性轻度疼痛（＜4分）

（二）定义

外耳道排出炎性或非炎性液体称耳漏。耳漏的质、量、色泽、气味因疾病不同而各异。可来自外耳道、中耳、中耳周围组织、迷路或颅内，是耳病常见症状。

（三）病因

正常外耳道软骨部皮肤有皮脂腺，分泌物极少，一般不构成溢液。另外一种腺体即耵聍腺，经常分泌耵聍，有防止异物深入耳道的作用，一般也不构成耳溢液。但有的人耵聍分泌较多，误认为脓液，通常称为“油耳”，属正常现象。当外耳道发生炎症、变态反应或肿瘤时，则可出现浆液性、浆液血性或脓性分泌物。

1. 外耳道炎　分为湿疹性、真菌性和细菌性。

2. 外耳道乳头状瘤。

3. 中耳炎　分为大疱性鼓膜炎、急性化脓性中耳炎、慢性化脓性中耳炎和结核性中耳炎。

4. 耳部恶性肿瘤　分为外耳癌和中耳癌。

5. 脑脊液耳漏　分为外伤性和自发性。

6. 耳周感染。

（四）急诊检查

1. 询问病史　外耳道炎和外耳道疖往往先有耳痛，然后出现溢液，耳痛剧烈，呈持续性，外耳道疖在脓液流出后耳痛减轻；如有耳痒而没有耳痛，多为外耳道湿疹；脑脊液耳漏多有头颅外伤或手术病史；先有耳痛、发热，后有外耳道流脓血，应考虑急性化脓性中耳炎；间歇性、反复发作或持续性的外耳道流脓伴有听力下降，则见于慢性化脓性中耳炎。中耳癌常有慢性化脓性中耳炎病史，出现分泌物中带血且耳聋加重，并伴有耳痛、面瘫等表现。

2. 查体　注意观察分泌物的性状、颜色、气味。浆液性或脓性分泌物混有血液，多为急性化脓性中耳炎或外耳道疖；脑脊液耳漏为持续性的、无色透明水样液体，混有血液时可呈淡红色但不凝固；胆脂瘤性中耳炎脓液量少但有奇臭；结核性中耳乳突炎的分泌物有特殊腥臭味。同时注意外耳道内是否有异物、耵聍栓、胆脂瘤、新生物，皮肤是否充血、肿胀，有没有瘘管开口。鼓膜有无大疱、穿孔，鼓室内有无肿物、胆脂瘤，乳突区是否有红肿、压痛。

3. 实验室检查　如疑有中耳乳突病变应行 X 线片或 CT 检查；怀疑脑脊液耳漏应检查液体的糖含量并进行颅底 X 线检查；如发现中耳有新生物应及早进行活检；脓性分泌物应行细菌培养和药敏试验；耳流脓时，注意鉴别脓的性质、多少及有无臭味等；如果是外耳道炎，会有水样分泌物；外耳道破溃后，有少量血脓性分泌物流出。大多数的耳流脓，是由中耳病变引起的；急性中耳炎鼓膜穿孔后，会有较多的黏性或黏脓性分泌物流出；慢性中耳炎病变局限于中耳黏膜时，分泌物多呈黏脓性，无臭味；病变涉及中耳乳突骨质时，分泌物呈黏脓性、脓性或杂有白色皮屑，有臭味。

五、耳痛

（一）分诊评估

耳痛的分诊评估详见表5－5。

表5－5　耳痛分诊评估

分区	红区		黄区	绿区
分级	1级	2级	3级	4级
依据			1. 发热（看起来有病容） 2. 急性重度疼痛（8～10分）	1. 发热（看起来无病容） 2. 急性中度疼痛（4～7分） 3. 急性轻度疼痛（＜4分）

（二）定义

耳痛是一种常见病，耳痛为常见症状，常因耳部疾病引起（原发性或耳源性耳痛），也可因耳部邻近器官或其他器官疾病所致（继发性或反射性耳痛）。耳痛的严重程度与病变的严重性不一定都一致，但也可能是某些严重疾病的信号（如耳部的恶性肿瘤）。耳咽管（从喉咙背后通到中耳的管道）阻塞是儿童及成人最常见的耳痛原因，通常感冒、鼻窦感染或过敏都会加重耳痛。

（三）病因

耳痛也是一种常见病，引起耳痛的原因较多，就耳朵本身的病变而言，一般有以下几种。

1. 外耳道炎　当耳内不适时，有人喜欢用指甲、发夹等在耳内掏挖，这样容易将耳道皮肤戳破，引起感染发炎。此时不但有耳痛而且还可伴有出血。

2. 外耳道疖肿　当外耳道炎得不到及时治疗时，或年老体弱、患有糖尿病时，或外耳道皮肤长时间受到水的浸渍、皮肤表面抵抗力减弱时，往往容易发生外耳道疖肿，疖肿会逐渐肿胀、化脓，将外耳道堵塞，引起疼痛。

3. 中耳炎　中耳（包括咽鼓管、鼓室、鼓窦及乳突小房）全部或部分结构的炎性病变绝大多数为非特异性炎症，尤其好发于儿童。

4. 急性中耳炎　在中耳腔内发生细菌性感染时脓液不断增多，并直接压迫对疼痛敏感的鼓膜，会引起耳内阵阵疼痛，可呈搏动性疼痛。

5. 耳疱疹　这同病毒感染有关，在耳郭上比较多见，所引起的耳痛似针刺或烧灼，少数人还可伴随有面神经瘫痪、听力减退、恶心、呕吐等症状。

6. 耳耵聍　就是俗称的“耳垢”，由耳道皮肤下的耵聍腺所分泌产生。耵聍积聚时可堵塞外耳道，听力会受到影响。一旦外耳道内进水，耵聍会发生膨胀，紧紧压迫外耳道而产生耳痛。

7. 耳肿瘤　当外耳道或中耳腔内长有恶性癌肿，随着病情的发展，会出现外耳道流血和听力下降等病症，还会有程度不同的耳痛。

8. 耳神经痛　耳四周神经较多，在受到过强过久的噪声或不明原因的刺激时常常会出现阵阵耳痛，通常时隐时现，往往能忍受，在检查时却发现不了什么病变。

（四）急诊诊断

耳痛为常见症状，常因耳部疾病引起（原发性或耳源性耳痛），也可因耳部邻近器官或其他器官疾病所致（继发性或反射性耳痛）。耳痛的严重程度与病变的严重性可能不一致，但也可能是某些严重疾病的信号（如耳部的恶性肿瘤）。

（1）当您拉扯耳垂、耳郭或按压耳屏时疼痛加剧，外耳道表现红肿，有渗出液或脓液，可有臭味；或表现为糜烂、脱屑或结痂。

（2）在乘坐飞机后才开始耳痛的，伴有耳痛、耳鸣、耳聋、耳闷的症状。

（3）感到听力越来越差，出现耳闷、耳鸣等症状，若水进入外耳道后，症状加重，并造成耳痛。

（4）伴有发热，耳痛剧烈，耳闷，听力下降，外耳道流脓后疼痛缓解、听力好转。

（5）急、慢性化脓性中耳乳突炎病史的基础上出现患侧头痛，发展为全头痛，呕吐呈喷射状。

（6）长期耳流脓史，流出血性或血脓性分泌物，初期为耳内隐痛，后期出现耳深部持续性钝痛，并向颞部、枕部放射，耳痛夜间加剧，常伴头痛、眩晕、面瘫等症状。

（7）化脓性中耳炎之后出现阵发性或激发性眩晕，伴恶心、呕吐，自发性眼震，多在转头或压耳屏时引起症状。

（8）化脓性中耳炎之后出现耳后皮肤红、肿、疼痛，可伴同侧头痛及发热，耳后肿胀、压痛明显，甚至出现局部波动感。

（9）对于耳痛的患者首先要询问耳痛的性质，如跳痛、压迫性胀痛、针刺样痛、刀割样痛、撕裂痛、牵拉痛等。疼痛有轻有重，持续的时间有长有短。有自发性痛，也有咀嚼吞咽时痛；有耳内深部痛，也有向同侧头颈部放射等。要充分注意其伴随症状的种种特征，以便进行适当的检查，及早确诊。

六、鼻出血

（一）分诊评估

鼻出血的分诊评估详见表5－6。

表5－6　鼻出血分诊评估

分区	红区		黄区	绿区
分级	1级	2级	3级	4级
依据	1. 重度呼吸窘迫 2. 休克 3. 无意识（GCS 3～8分）	1. 中度呼吸窘迫 2. 血流动力循环不足 3. 意识程度改变（GCS 9～13分） 4. 无法控制的大量鼻血（已适时给予加压止血仍无法控制）	1. 轻度呼吸窘迫加压后可止血 2. 血液凝集障碍（如使用抗凝血剂或血液凝集问题）	1. 急性流鼻血（已止血） 2. 慢性流鼻血（已止血）

（二）定义

鼻出血是临床常见的症状之一，可由鼻部疾病引起，也可由全身疾病所致。鼻出血多为单侧，少数情况下可出现双侧鼻出血；出血量多少不一，轻者仅为涕中带血，重者可引起失血性休克，反复鼻出血可导致贫血。

（三）病因

引起鼻出血的原因很多，可因鼻腔本身疾病引起，也可因鼻腔周围或全身性疾病诱发。

1. 局部原因

（1）鼻部损伤：①机械性创伤，如车祸、跌伤、拳击伤及挖鼻等，是引起鼻出血常见的原因。②气压性损伤，在高空飞行、潜水过程中，如果鼻旁窦内外的气压差突然变化过大，会使鼻腔鼻旁窦内黏膜血管扩张破裂出血。③放疗性损伤，头颈部放疗期间及放疗后，鼻黏膜发生充血水肿，或上皮脱落，也可出现鼻出血。

（2）鼻中隔偏曲：多发生在鼻中隔偏曲的凸面，该处黏膜较薄，空气气流的流向在此处发生改变，故黏膜变得干燥，以致血管破裂出血。存在鼻中隔穿孔的患者，由于穿孔边缘的黏膜干燥、糜烂及干痂脱落，可引起反复鼻出血。

（3）鼻部炎症：①鼻部非特异性炎症，急性鼻窦炎、干燥性鼻炎、萎缩性鼻炎等易引起鼻出血，出血量一般不多。②鼻部特异性感染，结核、梅毒、麻风和白喉等特异性感染，因有黏膜糜烂、溃疡、肉芽、鼻中隔穿孔可引起鼻出血。

（4）鼻腔、鼻旁窦及鼻咽部肿瘤：其中最易发生鼻出血者为鼻中隔血管瘤、鼻咽纤维血管瘤、出血性鼻息肉和鼻腔鼻旁窦恶性肿瘤。少量鼻出血或涕中带血是恶性肿瘤的早期主要症状之一。

（5）鼻腔异物：常见于儿童，多为单侧鼻出血，因鼻腔异物长期存留于鼻腔内，可致鼻腔黏膜糜烂出血。动物性鼻腔异物，如水蛭等，可引起反复大量鼻出血。

2. 全身原因

（1）出血性疾病及血液病：①血管壁结构和功能缺陷性疾病，如遗传性出血性毛细血管扩张症、维生素 C 缺乏症、过敏性紫癜、药物性血管性紫癜、感染性血管性紫癜、血管性假血友病等。②血小板数量或功能障碍性疾病，如原发性血小板减少性紫癜、各种原因引起的继发性血小板减少等。③凝血因子障碍性疾病，如各型血友病、维生素 K 缺乏症等。④血液的自身抗凝作用过强，如抗凝剂使用不当、血循环中存在抗纤维蛋白原等抗凝物质，或纤维蛋白溶解过度或加快，如弥漫性血管内凝血等。

（2）急性发热性传染病：如上感、流感、出血热、猩红热、疟疾、麻疹及伤寒等。多因高热、血管发生中毒性损害，鼻黏膜充血、肿胀及干燥，以致毛细血管破裂出血。一般情况下出血量较少，多发生于发热期，且出血部位多位于鼻腔前部。

（3）心血管系统疾病：①高血压和动脉硬化，是中老年人鼻出血的重要原因，血管硬化是其病理基础。血压增高，特别是在便秘、用力过猛或情绪激动时，可使鼻血管破裂，造成鼻出血。另外，打喷嚏、用力咳嗽、猛力地经鼻呼吸或鼻腔按摩，也是鼻出血反复和难以控制的因素。②静脉压增高，肺气肿、肺源性心脏病、二尖瓣狭窄、颈部或纵隔占位性病变等疾病，可致上腔静脉高压，这些患者的鼻腔及鼻咽静脉常怒张淤血，当患者剧烈咳嗽或其他诱因，血管则可破裂出血，出血部位多位于后鼻孔处的鼻咽静脉丛分布区。

（4）其他全身性疾病：妊娠、绝经前期、绝经期均可引起鼻出血，可能与毛细血管脆性增加有关。严重肝病患者可因肝脏合成凝血因子障碍引起鼻出血。尿毒症也可引起鼻出血。鼻出血可以是风湿热的早期表现之一。

（四）临床表现

鼻出血由于原因不同其表现各异，多数鼻出血为单侧，亦可为双侧；可间歇反复出血，亦可呈持续性出血。出血量多少不一，轻者涕中带血，数滴或数毫升，重者可达几十毫升甚至数百毫升以上，甚至导致失血性休克。反复出血可引发贫血。少数少量出血可自止或自行压迫后停止。出血部位多数发生于鼻中隔前下部的易出血区，有时可见喷射性或搏动性小动脉出血，少年儿童、青年人鼻出血多发生于此区。中老年人的鼻出血，常常与高血压和动脉硬化有关，出血部位多见于鼻腔后部，位于下鼻甲后端附近的鼻咽静脉丛及鼻中隔后部的动脉。此部位出血一般较为凶猛，不易止血，出血常迅速流入咽部，从口中吐出。局部疾患引起的鼻出血多发生于一侧鼻腔，而全身疾病引起者，可能两侧鼻腔交替或同时出血。

（五）急诊诊断

1. 详细询问病史及出血情况　确认出血源于鼻腔或相邻组织，排除咯血和呕血。

2. 确定出血部位　结合前鼻镜、鼻内镜及（或）CT、MRI 检查，判断出现部位。

3. 血常规检查　对于出血量较大及怀疑为血液病的患者必不可少。对应用抗凝药物及怀疑凝血功能异常的患者，需要检查其凝血功能。

4. 估计出血量　评估患者当前循环系统状况，有无出血性休克，必要时尚须与相关科室会诊。根据每次出血情况及发作次数，患者的血压、脉搏、一般情况及实验室检查来综合判断出血量。失血量达 500 mL 时，可出现头昏、口渴、乏力、面色苍白等症状；失血量达 500 ~ 1 000 mL 时可出现出汗、血压下降、脉速而无力；若收缩压低于 80 mmHg，则提示血容量已损失约 1/4。

5. 排查全身性疾患。

（六）急诊处理

鼻出血属于急症，治疗时应首先维持生命体征，尽可能迅速止血，并对因治疗。

1. 一般处理　首先对紧张、恐惧的患者和家属进行安慰，使之镇静，以免患者因精神因素引起血压升高使出血加剧，并及时测血压、脉搏，必要时予以补液，维持生命体征平稳。如患者已休克，则应先针对休克进行急救。询问病史时，要询问以下情况：哪一侧鼻腔出血或哪一侧鼻腔先出血，出血的速度和出血量，过去有无反复鼻出血，此次出血有无诱因，有无其他伴随症状等。

2. 寻找出血点　根据具体情况，进行鼻腔局部和全身检查。检查鼻腔时清除鼻腔内凝血块，应用 1% 麻黄素及丁卡因充分收缩并麻醉鼻黏膜，尽可能找到出血部位，以便准确止血。如有条件，最好是在鼻内镜下寻找出血点，并实施止血治疗。

3. 鼻腔止血方法　根据出血的轻重缓急、出血部位、出血量及病因，选择不同的止血方法。

（1）指压法：患者可用手指捏紧双侧鼻翼或将出血侧鼻翼压向鼻中隔 10 ~ 15 min，也可用手指横行按压上唇部位，同时冷敷前额和后颈部。此方法适用于出血少量且出血在鼻腔前部的患者，患者在家中发生鼻出血可采取此方法。

（2）局部止血药物：适用于较轻的鼻腔前段出血，此方法简单易行，患者痛苦较小。对于出血区域，可应用棉片浸以 1% 麻黄素、1‰肾上腺素、3% 过氧化氢溶液或凝血酶，紧塞鼻腔数分钟至数小时，可达到止血的目的。

（3）烧灼法：常用的有化学药物烧灼和物理烧灼（包括电烧灼、激光烧灼和微波烧灼等）。位于鼻中隔前下方的出血，在充分收缩和麻醉鼻黏膜后，出血部位明确可见，可用棉球蘸少许 30% ~50% 硝酸银溶液或 30% 三氯醋酸溶液烧灼出血点，压在出血点处片刻直至局部形成白膜。

（4）前鼻孔填塞术：剧烈或出血部位不明确时，应用凡士林油纱条前鼻孔填塞术是传统的止血方法，多数鼻出血患者填塞后可止血，少数患者需行反复填塞或进一步行后鼻孔填塞术。凡士林油纱条填塞时可从鼻腔顶部由上向下折叠逐层填紧，也可由鼻底向鼻腔顶部填塞，填塞时要有一定的深度和力度，切忌将纱条全部堆在前鼻孔处。填塞完毕后，应检查是否仍有血经后鼻孔流入口咽。视情况决定鼻腔填塞物取出时间，对于出血剧烈或有血液病的患者应适当延长填塞时间，在填塞过程中应给予患者抗生素治疗，以防鼻腔鼻窦并发感染。

凡士林油纱条前鼻孔填塞术目前广泛应用于鼻出血治疗，但患者痛苦较大，易复发，目前有许多改良的方法。①止血套填塞术：将涂有油剂或软膏的指套置入鼻腔，然后用纱条做套内填塞，此方法在填入及取出纱条时痛苦较小；②气囊或水囊压迫止血法：用橡皮膜制成各种形状的止血气囊，置于鼻腔出血部位，套内充气或充水压迫止血；③其他：可选用其他的填塞止血材料，如膨胀海绵、藻酸钙纤维等，适用于鼻黏膜弥漫、较小量的出血，具有止血效果好、痛苦小的优点。

（5）后鼻孔填塞术：前鼻孔填塞后出血仍不止，向后流入咽部或从对侧鼻腔涌出，应选择后鼻孔填塞术。①经典的后鼻孔填塞术：将一根细的导尿管从出血侧鼻底放入口咽并拉出口腔，将后鼻栓塞球的丝线系在导尿管尖端，一手将后鼻栓塞球送入口腔，另一手逐渐拉动导尿管使后鼻栓塞球进入后鼻孔，然后进行油纱条前鼻填塞，再将丝线系在一个纱布卷上，并固定在患者的前鼻孔。后鼻孔填塞的操作较复杂，患者痛苦较大，一般需留院观察，并给予足量抗生素预防感染，每日需检查软腭及前鼻孔处有无红肿，并观察患者的呼吸及进食情况，一般可填塞 3 ~7 d。②气囊或水囊填塞法：用带通气管的气囊（Foley 管）做后鼻孔填塞，不仅可明显减轻患者痛苦，且能大大降低并发症的发生。大多学者认为 Foley 管的应用使后鼻孔栓塞简单可行，在急症处理中有明显的优势。患者可取任何体位，操作简便，止血迅速，对患者身体损害小，治疗效果好，气囊压力大小可由注入液体控制，可随意调节，对鼻黏膜刺激小、损伤轻，而且容易掌握应用。

（6）经鼻内镜止血法：随着耳鼻喉器械的进步，近年来鼻内镜下探查出血部位并行电凝止血的方法取得了显著的效果，并得到广泛的应用，其有效率可达 90% 以上，优点在于对鼻腔各部，尤其是前鼻镜不易观察的上部、后部及鼻咽部等深在、狭窄区域明视下止血，准确可靠，相对于凡士林油纱条填塞，极大地减少了对鼻黏膜的损伤，患者痛苦小。止血后不需特殊护理，亦不需住院治疗，并发症少。缺点是费用较高。

（7）动脉栓塞：影像学检查技术的快速发展对严重鼻出血的诊治提供了帮助，通过数字减影血管造影（DSA）技术，可对出血部位定位并对该部位的血管进行栓塞治疗。其方法是经股动脉穿刺置入导管，选择性地置于动脉主干，行造影并观察颈外动脉分支，在确定出血的血管分支后，自导管内注入栓塞剂即可止血。动脉栓塞可应用于难以控制的原发性鼻出血、外伤性鼻出血、颈内动脉 - 海绵窦瘘、颈内动脉破裂及鼻咽纤维血管瘤出血等。该方法可直接显示出血部位和原因，止血效果迅速、见效快，缩短了治疗时间。在出血量大的危急情况下，数字减影血管造影栓塞术是一种有效的抢救措施，但动脉栓塞治疗鼻出血需要一定的设备和条件，技术要求较高，患者的花费也较大。过敏体质、严重动脉粥样硬化、肝肾功能不全者禁忌，因此要严格掌握适应证。

（8）血管结扎术：目前一般应用较少，多应用于严重鼻出血、经上述各种治疗方法仍不能止血者。在结扎前，应先尽量正确判断出血的来源，再决定结扎哪一根动脉。一般鼻腔上部的出血可行筛前动脉结扎术，鼻腔后下部出血者应行上颌动脉或颈外动脉结扎术。

（9）鼻中隔手术：鼻中隔黏膜划痕术，适用于鼻中隔前下部小血管扩张引起的反复鼻出血。在局部麻醉下，将鼻中隔黏膜划出痕以破坏扩张的小血管网，达到防止反复鼻出血的效果。也可采用激光、射频等方法破坏扩张的小血管网。鼻中隔偏曲引起的鼻出血，可行鼻中隔矫正术。

（10）其他手术：对于鼻腔或鼻窦肿瘤引起的鼻出血，应视具体情况和肿瘤的性质或先止血，或手术切除肿瘤，或采用放疗，或结扎颈部血管以止血。

4. 全身治疗　引起鼻出血的病因很多，出血的程度亦有不同。鼻出血的治疗及处理不能只是鼻腔止血，要根据病情采取必要的全身基本和特殊治疗，即止血期间要积极治疗原发病。

（1）寻找出血病因，进行病因治疗。

（2）对鼻出血患者都应进行出血量的评估，对就诊时仍在活动性出血的患者尤为重要。

（3）对于老年患者或出血较多的患者，要注意有无失血性贫血、休克及心脏损害等情况，并及时处理。出血量较大的患者，亦应同时检测血型并备血，根据失血量多少予补液、输血治疗。有高血压的要积极降压治疗，对老年患者血压不可降得过快，以免血栓形成。

（4）前鼻孔填塞及后鼻孔填塞可致血氧分压降低和二氧化碳分压升高，故对老年患者应注意心、肺、脑功能，必要时给予吸氧，注意患者的营养，并予以高热量易消化饮食。

（5）适当应用全身止血药物，如凝血酶、氨基己酸、酚磺乙胺等。

（6）对于情绪紧张的患者，可适当应用镇静药物，心理治疗对于减轻患者的紧张、焦虑情绪，防止再度出血，亦有很大作用。

七、鼻内异物

（一）分诊评估

鼻内异物分诊评估详见表 5－7。

表 5－7　鼻内异物分诊评估

分区	红区		黄区	绿区
分级	1 级	2 级	3 级	4 级
依据	较深金属异物、伤及周围器官、失血性休克	中度呼吸窘迫、视力障碍、大量出血	1. 轻度呼吸窘迫 2. 急性重度疼痛（8～10 分）	1. 急性中度疼痛（4～7 分） 2. 急性轻度疼痛（<4 分） 3. 鼻内异物、生命体征正常、无发热、无疼痛不适

（二）定义

鼻内异物，系指外物误入鼻内。因异物留存于鼻内，可致鼻塞、流秽臭脓血涕、头痛等症状。本病多为小儿玩耍时误将细小杂物塞入鼻内，或因意外事件或鼻外伤时异物进入鼻内，或昆虫偶然进入鼻腔所致。此外，食物由口呛入鼻腔，亦可发生异物入鼻。

（三）病因

儿童因无知或不慎将细小物件塞入鼻腔；进食不慎或呕吐时食物经鼻咽部进入鼻腔；因外伤、枪弹伤或爆炸伤异物留于鼻内；因露宿野外，小昆虫偶然进入鼻内；医源性异物遗留在鼻内；精神病患者自行塞入异物等。常见异物有3类：

1. 植物类　如黄豆、花生粒、玉米、瓜子、果核等异物滞留鼻腔，可致鼻塞、流涕，若滞留时间较长，异物遇水膨胀，则症状加重。

2. 动物类　小昆虫、蚂蚁、水蛭等进入鼻腔，爬行骚动，可致疼痛、出血。

3. 非生物类　纸团、橡皮、玻璃球、粉笔、纽扣、泡沫、沙石、弹头、弹片等滞留鼻内，阻塞鼻窍，可致鼻塞、流涕，甚者染毒溃烂。

（四）急诊诊断

1. 病史　有异物入鼻史。

2. 临床症状　因其异物的种类、大小及滞留时间长短而有不同的临床表现。异物滞留，可出现患侧鼻塞不通，时间过久，可有黏脓涕或脓血涕，并有臭味。昆虫类异物，常有骚动爬行感。若异物进入的位置较深，损伤部位较广时，可有出血、头痛、视力障碍。儿童单侧鼻塞及流脓血涕且伴秽臭者，应首先考虑鼻腔异物。

3. 检查　鼻腔检查发现异物可确立诊断。疑有金属异物时，可行X线摄片协助诊断。

（五）急诊治疗

本病的治疗以外治为主，可根据异物的性质、形态、大小及存留的位置，采取适当的取出法。小儿不合作者，可考虑在全麻下取出。

1. 细小异物　可用通关散吹鼻，借喷嚏将异物喷出。此法不适于幼儿，以免异物倒吸入咽喉。

2. 圆形异物　如珠子、豆子、纽扣等，可用异物钩或小刮匙，绕至异物后方，由后向前拨出。不可用镊子夹取，以免将异物推向深处。

3. 质软或条状异物　如纸团、纱条等，可直接用镊子夹取。

4. 形态不整或体形较大的异物　可夹碎分次取出。如经前鼻孔难以取出之异物，可取仰卧低头位，将异物推向鼻咽部，经口腔取出。

5. 动物性异物　须先将其麻醉或杀死后用钳取出。

6. 较深的金属异物　需在X线观察下手术取出。异物取出后，如局部黏膜有糜烂、破损者，可用减充血剂滴鼻，以防粘连；已有粘连者，则分离后填入明胶海绵或凡士林纱条。

八、咽喉痛

（一）分诊评估

咽喉痛的分诊评估详见表5－8。

表5－8　咽喉痛分诊评估

分区	红区		黄区	绿区
分级	1级	2级	3级	4级
依据	1. 重度呼吸窘迫 2. 休克 3. 无意识（GCS 3～8分）	1. 中度呼吸窘迫 2. 血流动力循环不足 3. 意识程度改变（GCS 9～13分） 4. 急性中枢重度疼痛（8～10分） 5. 唾液外流或喘鸣 6. 口咽、嘴唇、舌头明显肿胀或水肿	1. 轻度呼吸窘迫 2. 发热（看起来有病容） 3. 急性中枢中度疼痛（4～7分） 4. 吞咽困难	1. 发烧（看起来无病容） 2. 急性中枢轻度疼痛（<4分） 3. 轻微喉咙痛/喉炎

（二）定义

咽喉痛是一种最常见的病症，它多发于一年中的寒冷季节，感冒、扁桃体炎、鼻窦炎、百日咳、咽喉炎以及病毒感染甚至心肌梗死均可引起咽喉痛。

（三）病因

任何刺激咽喉及口腔黏膜的物质都可能引起咽喉痛。它们包括：病毒、细菌感染，过敏反应、灰尘、香烟、废气、热饮料或食物，牙齿或牙龈感染有时也会累及咽喉，慢性咳嗽、极干燥的环境、胃食管反流及说话声音过大同样会刺激咽喉，声音嘶哑是常见的伴随症状。出现咽喉痛症状的常见疾病有：全身病毒感染、腮腺炎、咽炎或扁桃体炎、感冒、咽喉炎等。

（四）临床表现

不同病因引起的咽喉痛伴随症状也不相同，例如：

1. 鼻咽部炎症　鼻咽在急性炎症期，患者会有一种干疼的感觉，同时炎症期的血管扩张，会导致患者将鼻涕回吸，吐出时略带血。

2. 口咽部位炎症　口咽部位的发炎症状多是急性扁桃体发炎和急性咽炎，这两种情况多与感冒有关。扁桃体急性发炎时，患者感觉咽痛，并伴有中度发热或高热，严重时还会出现扁桃体肿胀化脓；急性咽炎的发作一般比较急。

3. 喉咽部炎症　喉咽部炎症多是急性会厌炎和急性喉炎。急性会厌炎是耳鼻喉科常见的急危重症之一，患者多感觉咽部很疼，甚至不敢吞咽食物，说话时有含水的声音；同时，咽部还有被堵住的感觉，严重时会导致呼吸困难，危及生命。患者遇到这种情况，一定要尽快到医院的耳鼻喉科急诊。急性喉炎发作时患者也有咽疼、咽部有异物感，但与急性会厌炎有一个明显的区别，患者说话的声音嘶哑，且不是含水说话声。

4. 非炎性疾病　咽喉痛的原因有很多，也很复杂，并非都由炎症引起。如舌咽神经痛、外界刺激、口腔溃疡等都会引起咽痛。

（1）舌咽神经痛引起的疼痛：多是一侧疼痛，且疼痛较剧，没有一定的引起原因，在使用消炎药以后症状没有明显改善，此时，医生多建议使用治疗三叉神经痛的止痛药消除疼痛。

（2）茎突过长导致的疼痛：咽部一侧疼痛，吞咽时疼得更加明显，与舌咽神经痛不同的是，这种疼痛会在咽部同一侧上下放射。患者需要尽早到医院拍片确诊。

（3）口腔溃疡：由于维生素缺乏等原因导致的口腔溃疡多是自愈性疾病，在7～10 d就会愈合，在发病过程中，会引发咽部持续性疼痛。而一些恶性的、经久不愈的口腔溃疡，需要积极治疗。

5. 外界刺激　某些外界刺激也会引起咽部疼痛，如吃瓜子过多使咽喉受到刺激，引发淋巴组织非炎症性疼痛，多喝点水或服用点祛火中药就会好转。

6. 其他

（1）肿瘤：如扁桃体肿物、喉癌、鼻咽癌等，在早期没有明显的疼痛感，患者自感疼痛就医时往往病情已经发展到了中晚期。因此这些没有疼痛感觉的咽喉疾病更需要人们重视，一旦感觉咽部不明原因出现了异物感、鼻涕中带血、面部有麻木感、耳后以下出现活动力差的肿块等症状时，要尽早就医检查。

（2）心肌梗死出现咽喉痛：如找不到明确原因，并伴有胸闷、出汗或恶心症状时，要警惕心肌梗死的发生。这是因为咽喉和心脏的神经受到同一节段脊神经的支配，当心肌缺血、缺氧时，产生的乳酸、丙酮酸、磷酸等酸性物质及多肽类物质，会刺激神经产生疼痛，并扩散至咽部的迷走神经，诱发咽喉疼痛症状。因此，有高血压、冠心病的老人出现咽喉疼痛时要当心，最好卧床休息，避免精神过度紧张，舌下含服硝酸甘油，并立即就医。

九、吞咽困难

（一）分诊评估

吞咽困难的分诊评估详见表5－9。

表5－9　吞咽困难分诊评估

分区	红区		黄区	绿区
分级	1级	2级	3级	4级
依据	1. 重度呼吸窘迫 2. 休克 3. 无意识（GCS 3～8分）	1. 中度呼吸窘迫 2. 血流动力循环不足 3. 意识程度改变（GCS 9～13分） 4. 急性中枢重度疼痛（8～10分） 5. 唾液外流或喘鸣	1. 轻度呼吸窘迫 2. 发热（看起来有病容） 3. 急性中枢中度疼痛（4～7分） 4. 可能有异物 5. 吞咽困难	

（二）定义

吞咽困难是指食物从口腔至胃、贲门运送过程中受阻而产生咽部、胸骨后或食管部位的梗阻停滞感觉。对于吞咽困难患者临床医生必须重视，器质性疾病所致的吞咽困难必须与假性吞咽困难相区别，后者并无食管梗阻的基础病变，患者仅诉咽部、胸骨后有团块样堵塞感，但往往不能明确指出具体部位，且进食流质或固体食物均无困难，这类患者常伴有神经官能症的其他症状。吞咽困难是食管癌最常见症状，对任何有吞咽困难者，必须要及早明确是否为癌所致。

（三）病因

1. 口咽部疾病　口咽炎、口咽损伤、咽白喉、咽结核、咽肿瘤、咽后壁脓肿等。

2. 食管疾病　食管炎、食管良性肿瘤、食管癌、食管异物、食管肌功能失调（贲门失弛缓症、弥漫性食管痉挛等）、甲状腺极度肿大等。其中食管癌是重要病因。

3. 神经肌肉疾病　延髓麻痹、重症肌无力、有机磷杀虫药中毒、多发性肌炎、皮肌炎、环咽失弛缓症等。

4. 全身性疾病　狂犬病、破伤风、肉毒中毒、缺铁性吞咽困难（Plummer－Vinson 综合征）等。

（四）临床表现

1. 吞咽困难伴声嘶　多见于食管癌纵隔浸润、主动脉瘤、淋巴结肿大及肿瘤压迫喉返神经。

2. 吞咽困难伴呛咳　见于脑神经疾病、食管憩室和食管贲门失弛缓症致潴留食物反流，此外，也可因食管癌致食管－支气管瘘及重症肌无力致咀嚼肌、咽喉肌和舌肌无力，继而出现咀嚼及吞咽困难、饮水呛咳。吞咽困难随进食时间延长而渐进加重。

3. 吞咽困难伴呃逆　一般病变位于食管下端，见于贲门失弛缓症、膈疝等。

4. 吞咽疼痛　见于口咽炎或溃疡，如急性扁桃体炎、咽后壁脓肿、急性咽炎、白喉、口腔炎和口腔溃疡等。进食后食管性吞咽困难伴疼痛，如疼痛部位在胸前、胸后、胸骨上凹及颈部，则多见于食管炎、食管溃疡、食管异物、晚期食管癌、纵隔炎等。如进食过冷、过热食物诱发疼痛，则常为弥漫性食管痉挛。

5. 胸骨后疼痛和（或）泛酸、灼热　常提示胃食管反流病，是反流性食管炎、食管消化性溃疡和食管良性狭窄的主要临床表现。

6. 吞咽困难伴哮喘和呼吸困难　见于纵隔肿物、大量心包积液压迫食管及大气管。如果饭后咳嗽则多见于反流物误吸，见于延髓性麻痹、贲门失弛缓症、反流性食管炎等。

7. 吞咽困难伴反流　进食流质食物立即反流至鼻腔并有呛咳，病因可能为咽部神经肌肉功能失常。进食后较长时间发生反流，提示食管梗阻近段有扩张或食管憩室内有滞留。如反流量较多，并含有宿食，有发酵臭味，常提示可能为食管贲门失弛缓症，常于夜间平卧时出现，常因呛咳而惊醒。如反流物为血性黏液，则多见于晚期食管癌。

8. 有物体阻塞感　在不进食时也感到在咽部或胸骨上凹部位有上下移动的物体堵塞，常提示癔症。多见于年轻女性，病程迁延，症状时轻时重。

9. 其他　应注意营养状况，淋巴结有无肿大，咽部有无炎症和溃疡及警惕咽部、食管、贲门癌及咽部炎症性病变引起吞咽困难。注意有无神经系统体征，如软腭麻痹、味觉障碍、声带麻痹、吞咽运动异常及脑神经损害体征。

（五）急诊检查

1. 实验室检查

（1）饮水试验：患者取坐位，将听诊器放置于患者剑突与左肋弓之间，嘱饮水一口，正常人在 8 ~ 10 s 后可听到喷射性杂音，如有食管梗阻或运动障碍，则听不到声音或延迟出现，梗阻严重者甚至可将水呕出。

（2）食管滴酸试验：对诊断食管炎或食管溃疡有重要帮助。

（3）食管 24 h pH 值监测：对诊断酸性或碱性反流有重要帮助。

（4）进行有关免疫学及肿瘤标志物的检查。

2. 其他辅助检查

（1）X 线检查：X 线胸部平片可了解纵隔有无占位性病变压迫食管及食管有无异物等；食管 X 线钡餐检查可观察钡剂有无滞留，以判断病变为梗阻性或肌蠕动失常性。必要时采用气钡双重造影了解食管黏膜皱襞改变。内镜及活组织检查可直接观察到食管病变，如食管黏膜充血、水肿、糜烂、溃疡或息肉、癌肿等。胃镜下行活组织病理检查，对鉴别食管溃疡、良性肿瘤与食管癌有重要意义。

（2）食管测压：食管测压可判断食管运动功能状态，一般采用导管侧孔低压灌水测压法。如压力 ≤ 10 mmHg、食管下括约肌（low esophageal sphincter，LES）压力/胃内压 < 0.8，提示胃食管反流。但人们发现胃食管反流者与正常人 LES 压值多有重叠，后多改用导管抽出法测压，取呼气末

期 LES 压值为准。

（六）急诊诊断

1. 食管有腐蚀剂损伤史者　应考虑食管炎、良性狭窄；有胃酸或胆汁频繁反流史者多为反流性食管炎（酸性或碱性反流）；食管癌高发地区患者应首先考虑食管癌；吞咽困难由情绪激动诱发者，提示可能系食管贲门失弛缓症、原发性食管痉挛或神经官能症（癔症）所致。

2. 胃肠道疾病引起的吞咽困难　往往是食管、贲门异常所致，如食管蠕动减弱、消失或异常，以及各种原因引起的食管狭窄。这其中包括单纯性的食管病变，如贲门失弛缓症、弥漫性食管痉挛、食管癌；某些全身性疾病在食管中的反映，如皮肌炎、硬皮病等；还有食管邻近器官疾病对食管的影响，如纵隔肿瘤、主动脉瘤等。影像学检查有助于明确本病的病因。

（七）急诊治疗

引起吞咽困难最常见的原因是各种食管疾病，其次是口咽部疾病、与吞咽有关的神经肌肉病变及某些全身性疾病。

1. 口咽部疾病　咽喉部结核或肿瘤（包括恶性肉芽肿）、咽后壁脓肿等咽喉部疾病均可引起吞咽障碍，多数经专科对症治疗后，吞咽梗阻感能得到改善或解除。

2. 食管疾病　治疗原则一般是积极治疗各种食管的原发病，在此基础上进行适当的对症支持治疗。

（1）反流性食管炎：选用提高食管下括约肌张力，增强食管蠕动药，可应用多潘立酮、莫沙必利、伊托必利等促胃肠动力剂及胃黏膜保护剂（铋制剂、铝碳酸镁、复方三硅酸镁或硫糖铝等），也可选用法莫替丁等 H_2 受体拮抗药或奥美拉唑等质子泵抑制剂。

（2）贲门失弛缓症、食管弥漫性痉挛及其他下食管括约肌高压症：为了使平滑肌松弛，可口服硝酸异山梨酯（消心痛）等钙通道阻滞药或舌下含化硝酸甘油等；症状重者可每次静脉注射丁溴东莨菪碱（解痉灵）；如药物治疗效果不满意时，可考虑行食管下段狭窄部扩张术或外科手术治疗。近年来，已开展在内镜直视下行狭窄部注射肉毒杆菌毒素治疗贲门失弛缓，其疗效有待追踪。

（3）食管癌：一旦确诊应尽早手术，如果患者已失去了手术时机，为了提高其生活质量或延长其生命，可考虑行狭窄部扩张、放置支架治疗，也可应用激光或高频电灼烧梗阻部位，以获得暂时的缓解效果。

3. 与吞咽有关的神经肌肉病变（如脑卒中）的康复治疗

（1）轻度吞咽障碍：取有利于进食的体位；强调食物的性质，从流食逐渐过渡为普食；强调意念运动训练。

（2）中、重度吞咽困难：增加口面部肌群的运动、舌运动和下颌骨的开合运动；咽部冷刺激；空吞咽运动训练；呼吸功能训练。

第二节　口腔疾病分诊评估

一、牙龈出血

（一）分诊评估

牙龈出血的分诊评估详见表 5－10。

表 5－10　牙龈出血分诊评估

分区	红区		黄区	绿区
分级	1 级	2 级	3 级	4 级
依据		1. 无法控制的牙龈出血 2. 加压止血仍无法控制	1. 急性重度疼痛（8～10 分） 2. 加压后可止血 3. 血液凝集障碍（如：使用抗凝血剂或血液凝集问题）	1. 急性中度疼痛（4～7 分） 2. 牙龈出血已控制 3. 急性轻度疼痛（<4 分）

（二）定义

牙龈出血（牙齿出血）是口腔科常见的症状之一。一般情况下，牙龈出血常见于早期牙龈炎至牙周炎阶段。引起牙龈出血的原因很多，除了单纯口腔局部问题外，还可能是其他全身疾病的口腔病变表现。

（三）病因

当细菌在口腔表面形成菌斑后，如不及时清除，菌斑可能会矿化并引发矿物质沉积，从而在牙面和龈缘及龈沟内形成牙结石。这种附着的牙结石不易去除，对于牙龈产生持续的刺激作用。当正常的牙龈受到炎症的侵蚀，牙龈的毛细血管增多、充血，牙龈颜色变暗或呈鲜红色，一旦受到物理刺激，牙龈就容易出血，这就是牙龈出血的主要原因。由于牙龈炎是牙周病的早期，如果及时控制其发展，症状是可逆的。所以，定期的洁治（洗牙）可有效去除牙结石，缓解牙龈的炎症，使牙龈恢复健康。

牙周炎时，不仅牙龈出血，牙周组织还会发生不可逆的破坏甚至出现牙齿松动，而定期的洁治（洗牙）已经不能使病变彻底恢复，可能需要采取龈下刮治等其他牙周治疗甚至牙周手术治疗，才能有效控制病症。

牙龈出血不仅仅出现于口腔科的疾病，全身性疾病也是不可忽视的引起牙龈出血的重要原因，如坏血病、白血病、血友病、血小板减少性紫癜、再生障碍性贫血、糖尿病、甲状腺功能障碍、肝硬化、脾功能亢进、肾炎后期等。在控制已有的牙周疾病的同时，还应积极治疗原发疾病。

（四）急诊治疗

牙龈出血的原因很多，因此必须找出病因，才能进行有效防治。

1. 补充营养及药物应用　若缺乏维生素 C，除在医生的指导下服用维生素 C 片剂，饮食上也要多注意补充富含维生素 C 的食物，如多吃水果、蔬菜。如果已确诊是牙周炎，要在医生指导下严格遵医嘱服用抗生素，并遵医嘱复诊。

2. 洁治　超声洗牙大家比较熟悉，是利用超声振动清除牙结石的一种有效方法。因为牙结石更容易造成牙菌斑的堆积，加重牙龈炎、牙周炎，所以去除牙结石是控制牙周疾病的必要措施。当然在治疗的同时，牙颈部、邻面的牙结石去除后，患者会感觉牙缝变大，待牙龈炎症控制后，症状会有所缓解。

3. 选择正确规范的刷牙方式　巴氏刷牙法是目前世界卫生组织（WHO）认可的有效的刷牙方法，牙刷应选用光滑而富有弹性的细软尼龙丝制成，必要时可选用电动牙刷、牙线、牙间隙刷、冲牙器等辅助工具。

4. 选用适当的漱口水　漱口水可有效控制菌斑，但应在医生指导下使用。

二、急性牙髓炎

（一）分诊评估

急性牙髓炎的分诊评估详见表5－11。

表5－11　急性牙髓炎分诊评估

分区	红区		黄区	绿区
分级	1级	2级	3级	4级
症状/主诉		急性重度疼痛（8～10分）	急性中度疼痛（4～7分）	急性轻度疼痛（<4分）

（二）定义

急性牙髓炎是指牙髓组织的急性炎症或慢性炎症的急性发作，其感染源主要来自深龋，也可通过根尖孔引起根尖牙髓的逆行感染。临床主要特征是自发性剧烈疼痛，一般止痛药物效果不明显，疼痛不能定位，后期可发展为牙髓坏死，治疗主要为牙齿根管治疗。

（三）病因

临床上绝大多数属于慢性牙髓炎急性发作的表现，龋源性者尤为显著。无慢性过程的急性牙髓炎多出现在牙髓受到急性的物理损伤、化学刺激及感染等情况下，如手术切割牙体组织等导致的过度产热、充填材料的化学刺激等。

（四）临床表现

急性牙髓炎的临床特点是发病急、疼痛剧烈。检查时多见有深龋等牙体硬组织的实质性缺损，接近牙髓，有些可见微小穿髓孔，穿孔处可见脓性或血性渗出，一般到医院就诊时大多是慢性牙髓炎急性发作，疼痛特点如下。

1. 自发痛　在没有外界刺激下也可出现牙齿的疼痛。

2. 阵发痛　疼痛持续一定时间。

3. 冷热刺激疼痛加重　患者常因冷热刺激痛而不敢喝冷水或热水，甚至不敢刷牙。如果牙髓已有脓或部分坏死，患牙可表现出所谓“热痛冷缓解”，临床上常可见患者携带冰水瓶就诊，随时含漱冷水进行暂时止痛。

4. 夜间疼痛加重　白天注意力转移到工作或别的事情上，并不觉得特别疼，而夜间则更感疼痛。

5. 疼痛不能定位　患者一般不能明确指出患牙所在位置，有时也不能明确是上牙疼还是下牙疼，常常自觉半侧头面部牵涉痛，但疼痛不会放散到对侧。

（五）疾病诊断

根据临床表现不难诊断，需要与下列疾病鉴别。

1. 与深龋鉴别　它们都有较深的龋洞，但深龋无急性牙髓炎的自发性剧烈疼痛。

2. 与牙龈乳头炎鉴别　牙龈乳头炎可有自发性剧烈疼痛，但局部牙龈红肿、压痛，甚至溢脓，而且多有食物嵌塞史。而牙髓炎则无，牙髓炎对温度敏感，而牙龈乳头炎对温度的刺激则无明显反应。

3. 与三叉神经痛鉴别　三叉神经痛一般在夜间不发作，温度改变亦不引起疼痛，而且多有“扳机点”，疼痛间歇期不会随病情发展而明显延长或缩短。辅助检查：X 线摄片或口腔体腔摄影以了解有无急性牙髓炎表现。

（六）急诊治疗

治疗原则是保存活髓或保存患牙，应急处理可以开髓减压，温盐水冲洗后，放置止痛药物（如樟脑酚、丁香油酚等小棉球）于龋洞内，可以暂时止痛，同时服用消炎、镇痛药，疼痛缓解后 1 ~ 2 d，视患牙具体情况选用根管治疗、活髓切断术等，无保留价值患牙，可选择拔除，以解除患者痛苦和阻止病变继续扩散。

第三节　眼科疾病分诊评估

一、眼内异物

（一）分诊评估

眼内异物的分诊评估详见表 5 - 12。

表 5－12　眼内异物分诊评估

分区	红区		黄区	绿区
分级	1 级	2 级	3 级	4 级
依据		1. 尖锐性异物 2. 急性或突然视觉改变 3. 急性重度疼痛（8～10 分）	急性中度疼痛（4～7 分）	急性轻度疼痛（<4 分）

（二）定义

眼内异物是一种特殊的眼外伤，较一般眼球旁穿通伤有更大的危害性。异物进入眼球，除了在受伤时所引起的机械性损伤外，由于异物的存留增加了对眼球的危害。

（三）病因

绝大多数是钢铁磁性异物。异物损伤眼内组织可使组织发生病理性和功能性的改变。

（四）临床表现

有外伤史，特别是以锤敲击和爆炸致伤者眼内异物的可能性最大。此外，机床上的飞屑和射击的各种弹丸也是常见的致伤物。树枝、竹签、细木棍或细金属丝等造成的眼部外伤，也可能其尖端折断而留在眼球内。

1. 眼球穿通伤　异物进入眼球必然先造成眼球穿通伤。眼球穿通伤是眼内异物诊断的重要依据和必有的表现。

2. 异物或其通道的表现

（1）前房异物：多位于虹膜的表面或角膜的后层。少数异物位于虹膜的层间，不易发现。

（2）晶体异物：晶体及其囊上的异物易于发现，如晶体已有轻度浑浊或异物为透明的，不易判断时可用检眼镜检查（透照法），由于异物的遮光而显示暗影。

（3）睫状体异物：除了位于睫状体平坦部的后部异物可用间接检眼镜加巩膜压迫法可能看出者外，其余则需用 UBM（超声生物显微镜）进行诊断。

（4）前部玻璃体的异物：用良好的焦点照明或裂隙灯显微镜观察易于发现。接近眼球壁者须用间接检眼镜或三面镜检查。但如有玻璃体积血、浑浊或外伤性白内障、角膜浑浊、虹膜粘连、瞳孔不能散大等而异物不能直接看到时，则需用上述的检查方法进行诊断。

（5）眼球后部的异物：如屈光介质尚透明，往往可在后部玻璃体、视网膜或视神经盘上发现异物或包括异物的机化团。仅少部分眼球后段异物可用上述方法直接看到，其余大部分则需依靠各种特殊诊断方法可确定诊断。

（6）异物通道的发现：如不能直接看到异物，则可试行寻找异物进入眼球内的通道。

（五）急诊检查

1. X 线检查　通常用 X 线摄片法诊断眼内异物。一般摄头颅和眼球的侧位片及后前位片。从平片上可以确定有无异物及其大小、形状和大致的位置。如进行定位摄片，则可判断异物的准确位置。此法适用于金属、较大的石片和玻璃等异物。

2. CT 检查　可能更清楚地判断异物及其位置。适用于金属和大多数非金属异物。

3. 磁共振成像（MRI）　适用于非金属异物，较 CT 更清楚。

4. 超声探查　超声检查的 A 型扫描和 B 型扫描都可以诊断异物。超声检查不仅能显示各种金属异物，而且对 X 线无法显示的非金属异物也能清楚显示。

5. 化学分析　怀疑眼内异物为铜异物者，利用铜异物使眼组织和房水中铜含量增加的特点来判断异物的性质。

（六）急诊治疗

1. 异物摘出

（1）前房异物的摘出：前房磁性异物一般可自异物所在径线的角膜缘切口，以磁铁吸出。角膜后的异物也可先缩瞳，于异物所在处的角膜上小心切口而吸出。

（2）后房异物的摘出：如已有外伤性的白内障，则可于异物的对侧角膜缘做圈套的切口，磁铁在切口处或进少许将异物吸出。如晶体完全透明，则可于异物所在处的角膜缘做切口，并切开虹膜根部而吸出异物。

（3）晶体异物的摘出：如已有白内障，则在白内障摘除手术时一并摘出异物。在做囊外摘除术时，术中可先摘出异物，再娩出白内障，以免手术中异物丢失或嵌于前房角。异物和白内障摘除后，还可以植入人工晶体。

（4）睫状体异物的摘出：睫状体前表面的异物可按后房异物摘出方法在角膜缘做切口，睫状体其他部位的异物可由最近处的巩膜上做切口吸收。

（5）玻璃体内漂浮异物的摘出：选择适当体位，在相应径线的睫状体平坦部做切口，以磁铁自切口吸出异物。必要时可用磁棒接力法。如原有玻璃体浑浊而异物不可见，则先做玻璃体切割术，待看到异物时再进入磁棒。

2. 非磁性异物的摘出

（1）前房及后房非磁性异物的摘出：虹膜异物可自角膜缘切口，以小平镊夹出，后房异物需做虹膜切除，使异物暴露后夹出。位于角膜后层的异物，如嵌入角膜较多，则可在角膜前层做一角膜瓣，掀起此瓣暴露异物；如大部分在前房，嵌入角膜较少，则可用针吸法，即自角膜缘的半切开处，进入一注射针头，以斜面接近异物而吸出。

（2）晶体非磁性异物的摘出：如已有外伤性白内障，则可于白内障手术的同时摘出异物。如晶体尚透明，则不急于手术；经严密观察，且无金属沉着症者，则不必手术治疗。

（3）睫状体非磁性异物的摘出：由异物相应的巩膜上做切口，细心寻找异物并摘出。

（4）玻璃体内漂浮的非磁性异物的摘出：检眼镜能见者，术前找出适当体位，即异物距视网膜较远，比较靠前部，最好能以斜照法看到，行异物摘出。

二、视觉障碍

（一）分诊评估

视觉障碍分诊评估详见表 5 – 13。

表 5 – 13　视觉障碍分诊评估

分区	红区		黄区	绿区
分级	1 级	2 级	3 级	4 级
依据		急性或突然视觉改变		慢性或渐进性视觉障碍

（二）定义

视觉障碍系指由于先天或后天原因，导致视觉器官（眼球、视神经、大脑皮层视区等）之构造或功能发生部分或全部障碍，经治疗仍对外界事物无法（或甚难）做视觉之辨识而言。

（三）症状体征

最常见并且常常为首发症状，由于球后视神经炎引起一侧或双侧迅速出现视力障碍，出现中心暗点、不规则的视野丧失甚至完全失明，轻微者只出现色觉异常，尤其是红色变暗。双侧同时受累少见，多为一侧受累后2～3周出现另一侧受累。如果仅有双侧同时受累且无其他部位受累的证据，应该考虑Leber视神经病的可能。双侧视力改变的程度常不同，以一侧为主。视神经受累可伴有眼球活动时眼眶内疼痛。由于多数患者为球后视神经炎，因此不足10%的患者在急性期出现视神经盘水肿。慢性期多数患者出现视神经萎缩，表现视神经盘病理性苍白。急性期过后，90%的患者视力明显恢复，部分患者甚至视力完全恢复，但是视觉诱发电位大多数却很难恢复正常。视力改变常伴有传入性瞳孔反射异常，为Marcus Gunn瞳孔，表现为交替照射双侧眼时，光线从正常眼移到受累眼时，受累眼出现反常的瞳孔散大。视束、视交叉或视放射的髓鞘脱失能够引起各种不同类型的视野缺损，如同侧性偏盲、双颞侧盲和象限盲等，但是所有这些视野缺损在视觉障碍都是罕见的。双颞侧视野受累提示视交叉占位的可能，尤其是在育龄妇女垂体处较良性的肿瘤可出现复发缓解样改变，易被误诊为视觉障碍。在体温增高后表现出的视力下降，称作Uhthoff征（运动或热水浴后出现视力下降的现象），可出现在运动、热水浴或发热后，为亚临床受累的证据。躯体其他部位亦可在体温增高后出现该现象。

（四）病因

1. 突然视力下降，外观正常　病因为视网膜中央动脉阻塞、急性球后视神经炎（包括脱髓鞘病）、视神经脊髓炎、多发性硬化、视网膜中央静脉阻塞、视网膜静脉周围炎、糖尿病、白血病、眼底有大量出血时、闪辉性暗点（短时间内可自行恢复）、视网膜脱离、缺血性视神经盘病变、视神经网膜炎，急性甲醇、奎宁类中毒，伪盲等。

2. 视力很快下降，伴有眼部充血或感染　病因为急性闭角型青光眼、急性虹膜睫状体炎、重症机械性眼外伤、热烧伤、化学烧伤、角膜炎、角膜溃疡、眼内炎、全眼球炎等。

3. 逐渐视力下降，无充血　病因为白内障、角膜变性、单纯性青光眼、玻璃体混浊、视网膜脉络膜炎、视神经病、视神经萎缩、视网膜色素变性、早期视网膜母细胞瘤、早期脉络膜黑色素瘤、早期 Coast 病、近视眼、老视（老花眼）、弱视、伪盲等。

4. 慢性视力下降，眼充血　病因为角膜炎、角膜溃疡、慢闭性青光眼、眼外伤、慢性虹睫炎、真菌性角膜炎、眼内炎、结膜和角膜碱烧伤后期等。

三、眼疼痛

（一）分诊评估

眼疼痛分诊评估详见表 5－14。

表 5－14　眼疼痛分诊评估

分区	红区		黄区	绿区
分级	1 级	2 级	3 级	4 级
依据		急性中枢重度疼痛（8～10 分） 急性或突然视觉改变	急性中枢中度疼痛（4～7 分）	急性中枢轻度疼痛（<4 分）

（二）定义

眼疼痛为日常生活中人们会出现的一种眼部现象，主要表现为眼睛酸胀或有痛感。

（三）临床表现

1. 眼痛相关疾病　周边葡萄膜炎、原发性视网膜脱离、原发性开角型青光眼、眼眶假瘤、原发性共同性内斜视、眼球穿通伤、紫外线伤、真菌性角膜溃疡、远视眼、眼内异物等。眼痛应予重视，除了由于明显的局部原因如异物、急性眼睑感染或外伤所引起的眼疼痛以外，都需进一步检查原因，鼻窦炎偶可引起眼痛。

2. 异物感（感觉眼有异物）　是由于角膜或结膜上皮的刺激或外伤所致（例如外伤性擦伤、异物、干眼、角膜溃疡、角膜炎）。

3. 眼痛（眼内或眼后的深部钝痛） 最常由于眼内或眼眶疾病引起（例如葡萄膜炎、青光眼、巩膜炎、眼内炎、眼眶假瘤）。干眼亦可引起眼痛。

（四）急诊诊断

1. 眼压升高 正常范围在 10～21 mmHg。由于房角改变或房水生成排出途径的异常，加之环境因素的刺激激发眼压升高，出现眼痛、头痛，甚至恶心、呕吐等。

2. 眼外伤 主要有眼表异物或擦伤、各种锐器造成的眼球穿通伤，碰撞、斗殴、拳击、车祸引起的钝挫伤或眼球破裂，运动或玩耍引起的眼外伤、爆炸伤等。

3. 炎症 多见于急性炎症发生，红、肿、热、痛症状明显，眼睑结膜的充血、水肿明显，出现眼部疼痛症状。

4. 干眼 由于泪液的缺乏导致眼表细胞干燥、坏死、脱落，出现眼表的疼痛、充血、水肿等症状。

5. 眶压升高 肿瘤、外伤、炎症等所致。

6. 鼻窦炎 从解剖位置上分析，鼻窦包绕眼眶，鼻窦局部的炎症可蔓延至眼眶出现眼部的疼痛等症状。

四、眼红

（一）分诊评估

眼红分诊评估详见表 5－15。

表 5－15 眼红分诊评估

分区	红区		黄区	绿区
分级	1 级	2 级	3 级	4 级
依据			急性重度疼痛（8～10 分）	急性中度疼痛（4～7 分） 急性轻度疼痛（<4 分） 眼红、生命体征正常、无发热、无疼痛不适 急性中枢轻度疼痛（<4 分）

（二）定义

眼红是以结膜血管扩张、充血为主要体征的眼病，是眼科门诊的常见病。临床常见的眼红状态包括：结膜充血、睫状体充血和混合充血。

（三）常见形态

1. 睑结膜网状充血　睑结膜可见个别扩张的血管纵横交叉成网状，充血的结膜仍透明，因而透过充血的结膜仍可见到睑板腺。此为单纯充血，无组织变化，一般提示炎症较轻或病程较短。

2. 睑结膜弥漫性充血　睑结膜均匀一致地发红，血管模糊不清，结膜增厚并有肥大乳头。由于结膜变厚以致无法观察睑板腺。乳头肥大使结膜表面粗糙不平，暗淡无光显丝绒状。此类充血表示炎症较严重或持续时间持久，可能伴有组织的浸润、水肿、增殖或变性。

3. 结膜充血　为结膜后动脉（及静脉）充血。其特征为近穹隆部球结膜充血明显，越近角膜缘越轻，血管鲜红如树枝状，推动结膜时血管随之移动。球结膜充血常见于急性或慢性结膜炎。

4. 睫状充血　为结膜前动脉（及静脉）充血。充血带围绕角膜，3～4 mm，充血带外缘逐渐消逝，呈现正常巩膜色泽。血管分深、浅两层，故有两种不同外观。浅层血管充血呈鲜红色，可随结膜移动，提示角膜浅层病变。深层血管充血呈玫瑰红色，不随结膜移动，提示角膜深层病变、虹膜睫状体病变、青光眼。重症患者可两层同时充血。

5. 混合充血　为结膜充血及睫状体充血同时存在的表现。严重结膜炎充血可扩展至角膜缘而呈现轻度睫状体充血。同样，重度虹膜睫状体炎或角膜基质炎等，除有明显睫状体充血外可伴结膜充血。

6. 结膜下出血　为结膜下血管破裂或球旁、球后出血流入结膜囊所致，呈现片状均一红色，看不到血管纹路。可见于急性结膜炎、全身血管性疾病、全身血液病、眼外伤、眶壁或颅底骨折、头部静脉回流受阻、局部血管异常、急性热病引起的斑点状出血及月经期等。

（四）常见疾病

1. 眼表疾病　包括眼睑、泪腺、结膜、角膜疾病。

（1）附属器：倒睫、双行睫、眼睑松弛症、睑内翻、睑外翻、眼闭合不能（兔眼）、睑缘炎、睑板腺炎、酒渣鼻、泪腺炎、泪小管炎等。

（2）结膜：新生儿脓漏眼、感染性结膜炎（病毒性、细菌性）、非感染性结膜炎（过敏性、药物毒性、化学伤性）、干眼、结膜下出血、充血性睑裂斑、上部角膜缘角结膜炎、巨乳头性结膜炎、结膜异物、瘢痕性类天疱疮、史－约综合征（Stevens－Johnson 综合征）、结膜瘤样病变等。

（3）角膜：感染性角膜炎、免疫性角膜炎、复发性角膜糜烂、翼状胬肉、神经麻痹性角膜病变、接触镜相关性病变、角膜异物、紫外线灼伤等。

（4）巩膜：浅层巩膜炎、巩膜炎等。

（5）内眼及眼眶：前葡萄膜炎、闭角型青光眼、眼穿通伤、眼内异物、眼内炎、急性视网膜坏死、急性视神经炎、炎性假瘤等。

（6）其他：①酗酒、全身性药物中毒；②眼部术后；③全身伴随疾病：头部静脉回流受阻、急性高血压、血液病等。

（五）急诊诊断

1. 询问病史　询问病史能为诊断提供许多信息，详细的病史应该要询问眼红起病（急性、慢性），持续时间、发病规律（季节性、迁延、反复），有无合并全身感染或疾病，有无眼睑结痂、过敏、外伤、异物等，以及既往使用的非处方药物或处方药物，另外需留意患者年龄。

2. 分类

（1）根据眼红伴随症状、体征确诊：

1）询问患者是否有外伤史：①如有外伤史，考虑外伤性眼红；②如无外伤史，依据患者有无视力下降进行初步分类。

2）依据是否有视力下降进行分类：①如视力下降，疑似角膜或眼内病变；②如怀疑角膜或眼内病变，则转诊；③无视力下降，疑似眼表或巩膜病变。

3）根据是否有眼球压痛进一步分类：①如有眼球压痛，疑似巩膜炎；②如无眼球压痛，疑似眼表或浅层巩膜病变。

4）根据充血类型进行分类：①如为局限性眼红，疑似浅层巩膜炎；②如为弥漫性眼红，疑似眼表病变。

（2）对眼表疾病进一步分类：

1）根据是否有分泌物对眼表病变分类：①如有分泌物，疑似感染性结膜炎、过敏性结膜炎、睑缘炎或睑板腺功能障碍；②如无分泌物，疑似干眼、药物毒性眼表疾病。

2）根据分泌物性状分类：①如为水样或浆液性分泌物，疑似病毒性结膜炎、衣原体性结膜炎；②如为脓性分泌物，疑似细菌性结膜炎；③如为黏性分泌物，疑似过敏性结膜炎、睑缘炎或睑板腺功能障碍。

3）根据结膜反应、耳前淋巴结肿大对有分泌物者分类：①如为滤泡性结膜反应、耳前淋巴结肿大，疑似病毒性结膜炎、衣原体性结膜炎；②如为乳头性结膜反应、耳前淋巴结无肿大，疑似细菌性结膜炎、过敏性结膜炎、睑缘炎或睑板腺功能障碍；③如为混合性结膜反应，疑似衣原体性结膜炎。

4）根据病程长短对有滤泡性结膜反应、耳前淋巴结肿大者分类：①如病程迁延，疑似衣原体性结膜炎；②如病程短，有自限性，疑似病毒性结膜炎。

5）根据是否眼痒对黏性分泌物分类：①如有明显眼痒，疑似过敏性结膜炎；②如无或伴轻度眼痒，疑似睑缘炎或睑板腺功能障碍。

五、复视

（一）分诊评估

复视的分诊评估详见表 5－16。

表 5－16　复视分诊评估

分区	红区		黄区	绿区
分级	1 级	2 级	3 级	4 级
依据			急性发作	慢性复视

（二）定义

斜视后，外界同一物体投射在两眼视网膜非对应点上，即投射在注视眼中心凹和斜视眼周边视网膜上，中心凹的物像在正前方，周边视网膜的物像在另一视觉方向上，因此一个物体被感知为两个物像，称为复视。

（三）分类

1. 单眼复视　多见于白内障、外伤等情况出现的瞳孔异常或晶状体透明度异常，屈光状态改变所致的复视。

2. 双眼复视　由于眼外肌麻痹或眼部所属神经的麻痹所造成双眼视物时产生复视。

（四）病因

复视的原因很多，大多是眼球外肌无力或麻痹所引起，而眼肌是由脑神经所控制，所以脑神经或大脑本身的疾病都可能引起复视。一般通过两种方法进行诊断：一是烛光检查法；二是 Hess 屏检查法。

（五）急诊诊断

对患者测试视力即可诊断。

（六）急诊治疗

1. 单眼复视　要找出眼疾病因，治疗眼疾，如配戴眼镜、白内障摘除手术。

2. 双眼复视　则有 4 种治疗方法。

（1）配戴眼镜：对于小角度的眼位偏斜，可借助配戴眼镜来减轻症状。

（2）治疗肌无力症。

（3）脑神经或脑部病变，则药物治疗或施行外科手术，如脑瘤切除。

（4）眼肌手术矫正斜视，或将外伤后被卡住的眼外肌矫治复位。

六、眼睑水肿

（一）分诊评估

眼睑水肿分诊评估详见表 5－17。

表 5－17　眼睑水肿分诊评估

分区	红区		黄区	绿区
分级	1 级	2 级	3 级	4 级
依据			1. 轻度呼吸窘迫 2. 发热（看起来有病容） 3. 眼眶区域蜂窝组织炎 4. 急性重度疼痛（8～10 分）	1. 发热（看起来无病容） 2. 急性中度疼痛（4～7 分） 3. 眼眶轻微肿胀（无病容，无发热）

（二）病因

引起眼睑水肿的原因有很多，根据其原因不同将眼睑水肿总体上分为生理性和病理性两种。

1. 生理性眼睑水肿　生理性水肿大多是由于夜间睡眠不好或睡时枕头太低，影响了面部血液回流。这种眼睑水肿多见于健康人，常能自然消退。

2. 病理性眼睑水肿　病理性眼睑水肿又分炎症性眼睑水肿和非炎症性

眼睑水肿。前者除眼睑水肿外，还有局部的红、热、痛等症状，引起的原因有眼睑的急性炎症、眼睑外伤或眼周炎症等。后者大多没有局部红、热、肿等症状，常见原因是过敏性疾病或对眼药水过敏，心脏病、甲状腺功能低下，急、慢性肾炎，以及特发性神经血管性眼睑水肿。

（三）急诊诊断

通过询问病史，结合临床表现，即眼睑水肿的程度、眼睑肿胀的厚度、睑裂开合难易程度，可将其分为轻、中、重度，鉴别诊断与血肿相区别。

（四）急诊治疗

（1）通过询问病史和血、尿常规检查首先排除非炎症性眼睑水肿。

（2）由于某种过敏原引起的过敏反应导致的眼睑水肿：①立即停止接触过敏原。如果患者同时应用多种药物，难于确认是何种药物引起的过敏时，可暂停所有药物。②急性期应用生理盐水或3%硼酸溶液进行湿敷，结膜囊内滴用糖皮质激素滴眼剂，但不宜包扎。③全身应用抗组胺药物，反应严重时可口服泼尼松。

（3）由于眼部术后引起的眼睑水肿，可于术后用冰袋局部冰敷，每天2次，每次10～15 min，连续3 d，3 d后改为热敷，并局部应用抗生素。

七、眼分泌物

（一）分诊评估

眼分泌物的分诊评估详见表5－18。

表5－18 眼分泌物分诊评估

分区	红区		黄区	绿区
分级	1级	2级	3级	4级
依据			急性重度疼痛（8～10分）	1. 急性中度疼痛（4～7分） 2. 眼分泌物 3. 急性轻度疼痛（＜4分） 4. 慢性分泌物

（二）定义

眼分泌物是一种常见的眼睛轻度感染性疾病所产生的分泌物。

（三）病因

眼分泌物是一种眼睛感染性疾病所产生的渗出物。产生原因多见于：①由于身体抵抗力下降，结膜囊各种致病菌产生局部感染所致。②由于眼表被细菌、病毒、衣原体等致病微生物感染导致局部炎症发生。表现为：结膜红肿、眼睑可伴随红肿、结膜囊可见或多或少的分泌物。性状可分为：浆液性、脓性、血性等。成分主要是由水、脱落的上皮细胞、坏死的病原菌、渗出物等混合而成。

（四）急诊治疗

（1）用生理盐水清洁睑缘、结膜囊的分泌物。

（2）严格执行手卫生，避免交叉感染。

（3）正确处理用过的清洗液及棉签，不可随意丢弃。

（4）局部使用药物治疗。

（5）如发现分泌物过多或药物治疗后症状未见减轻，尽快到专科门诊就诊。

第四节　皮肤科疾病分诊评估

皮肤作为人体的第一道生理防线和最大的器官，时刻参与着机体的功能活动，维持着机体和自然环境的对立统一，机体的异常情况也可以在皮肤表面反映出来。皮肤具备着近乎完美的生理保护功能，如屏障作用、感觉作用、调节体温、吸收作用、分泌和排泄作用等，在维护机体的健康上，起到十分重要的作用。皮肤的生理功能受到损害，会引起皮肤病。

一、定义

皮肤病是发生在皮肤和皮肤附属器官疾病的总称。皮肤是人体最大的器官，皮肤病的种类不但繁多，而且多种内脏发生的疾病也可以在皮肤上有表现。引起皮肤病的原因很多，比如感染因素引起的皮肤病，如麻风、疥疮、真菌病、皮肤细菌感染等常常有一定的传染性，不但影响身体健康，而且会引起恐慌与社会歧视。但是随着人们生活水平的提高和科学技术进步，麻风等传染病在全世界已经得到明显控制。其他引起皮肤病的内、外在因素，如机械性、物理性、化学性、生物性、内分泌性、免疫性因素等，目前越来越受到人们的重视。

二、急诊检查

意识、精神状态、血压、心率、呼吸、血氧饱和度、皮肤完整性。

三、急诊诊断

应详细观察患者意识状态、呼吸状况以及皮肤完整性，重点询问患者有无自觉症状及持续时间、程度如何，皮损的好发部位及发生的先后顺序、分布情况、形态、色泽，以及起病前有无其他疾患或用过何种药物，有无全身症状，与季节、气候、生活及工作环境、饮食等是否有关，家庭中有无类似皮肤病，发病后诊疗情况及疗效如何。

四、分诊评估

皮肤病分诊评估详见表 5－19。

表 5－19　皮肤病的分诊评估

分区	红区		黄区	绿区
分级	1 级	2 级	3 级	4 级
依据	过敏性休克 生命体征明显改变 急性呼吸窘迫	头晕、恶心、呼吸困难	活动受限	未诉自主不适

第五节　传染性疾病分诊评估

一、定义

传染病是一种可以从一个人或其他物种，经过各种途径传染给另一个人或物种的感染性疾病。通常这种疾病可借由直接接触已感染个体、感染者的体液及排泄物、感染者所污染的物体而感染，也可以通过空气传播、水源传播、食物传播、接触传播、土壤传播、垂直传播（母婴传播）等。

二、急诊检查

体温、意识、血压、心率、呼吸频率、血氧饱和度等。

三、急诊分诊

（1）医疗机构应当根据传染病的流行季节、周期和流行趋势做好特定传染病的预检、分诊工作。

（2）应当注意询问与患者有关的流行病史、职业史，结合患者的主诉、病史、症状和体征等对来诊的患者进行传染病的预检。

（3）经预检为传染病患者或者疑似传染病患者的，应当将患者分诊至感染性疾病科或者发热门诊就诊，同时对接诊处采取必要的消毒措施。

（4）对呼吸道等特殊传染病患者或者疑似患者，医疗机构应当依法采取隔离或者控制传播措施，并按照规定对患者的陪同人员和其他密切接触人员采取医学观察和其他必要的预防措施。

（5）医疗机构不具备传染病救治能力时，应当及时将患者转诊到具备救治能力的医疗机构诊疗，并将病历资料复印件转至相应的医疗机构。

四、预检分诊流程

传染性疾病的分诊流程详见图 5－1。

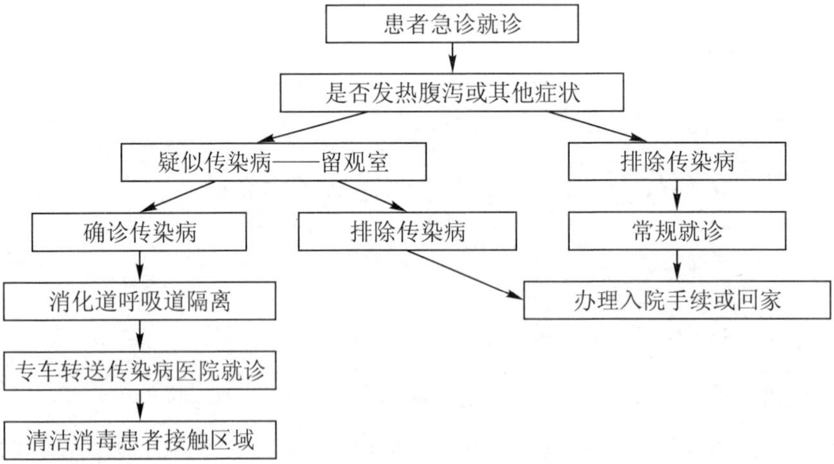

图 5－1　传染病预检分诊流程

第六章　特殊人群系统化分诊评估

急诊分诊是一个医院对外的窗口，急诊分诊对突发事件的处理能力、对急危重症患者的处理能力，在一定程度上反映了医院的整体水平。

随着经济的发展、生活水平的提高，以及健康意识的提高，人们对医疗水平和服务水平要求也越来越高。一些非急症患者的大量涌入，使原本就不宽裕的急诊资源濒临耗竭，同时人们又要求医务工作者在有限的时间内快速准确地进行诊断和治疗。

近几年的研究表明，一些特殊患者，如儿童、孕产妇、酗酒患者、精神障碍患者以及老年人，往往是医疗纠纷高发的群体，尤其这些患者选择急诊就诊，医疗冲突表现得更为明显。

儿童和孕产妇是整个家庭关注的重点，有时轻微的症状家属往往表现得过于紧张，在急诊候诊时，又常常因为病情较轻从而候诊时间相对较长而产生不满。儿童和孕产妇疾病有其自身的疾病特点：儿童由于语言表达能力欠缺，不能准确描述主观感受，增加了诊断的难度；有些孕产妇故意隐瞒疾病史或生育史，导致症状与体征不相符合，延迟了准确诊断和治疗用药。日渐缺乏的急诊资源、家属过分的关注和过高的期望，往往会加重医患之间的矛盾。

老年人生理功能日渐衰退，多合并多种慢性疾病，一旦发病，进展迅速，加之临床症状不典型、症状与体征不符等，增加了诊断的困难，延误了疾病治疗的最佳时期，可能导致多种脏器功能衰竭。

精神障碍患者和酗酒患者，缺乏正常的思维活动，言语、行为表现过激，有暴力伤人倾向；抑郁症患者性格孤僻，自杀倾向严重。在对这类患者分诊时，应注意语言表达的方式，加强心理支持。

这些特殊人群的生理心理特点决定了其疾病发生发展的特殊性，这要求急诊分诊人员在对这些人群分诊时，应给予高度重视，适当开通绿色通道，确保患者的生命安全。

第一节　儿童患者分诊评估

一、儿童患者接诊、分诊须知

儿科预检分诊与成人预检分诊存在很大的差异：儿科急诊分诊存在特殊性和一定的困难，不同年龄阶段的患儿疾病种类和临床表现不同；儿科预检分诊服务的对象不仅局限于行为、语言和心理发育均不完善的儿童本身，还包括不同的年龄、文化层次、心理状态的陪护家长，这也是儿科预检与成人预检最大的差异。

急诊儿科目前情况是急症患儿和危重症患儿常常混合出现不容易识别，影响到有真正需要急诊医疗资源的患儿，造成在候诊期间因排队等待延误了最佳救治时机而导致严重的并发症的情况国内医院时有发生。既往的依据患儿到医院的先后次序就诊的急诊分诊模式已然不符合当前儿科急诊的实际情况，因此，迫切需要开展儿科的急诊分级就诊，尽最大努力降低有真正需要紧急救治的危重患儿误诊、漏诊发生率。同时，儿科疾病存在很多特殊情况如候诊期间发生热性惊厥等，有时与家属因沟通不到位而产生误解，进而引起医患、护患矛盾。据报道，国内医疗机构间断发生患儿在急诊、门诊等待期间病情突然恶化或死亡的病例。分诊人员在分诊时存在漏分诊、错分诊、分诊过度等，所以在发现有纠纷苗头等时，要妥善处理。

二、儿童患者分诊方法

中国目前尚无统一的儿科急诊分级分诊标准，2009 年 5 月卫生部发布的《急诊科建设与管理指南（试行）》指出，医院急诊科要逐步推行急诊患者病情分级与分区。作者依照首次颁发的四级分级标准，参照部分国外儿科分诊标准，结合实际情况，制定适合河南省的儿科急诊分诊评分标准以及分级分诊标准细则（表 6－1）。

表 6－1　儿科急诊分诊评估

项目	测定值及表现	分值
外表		
反应性	清醒，哭声响亮，认识家长	2
	对声音有反应	1
	对疼痛有反应	1
	无反应	0
肌张力	运动正常，能够保持坐姿	2
	异常体位，强迫体位，不能保持坐姿	1
	松软	0
面色，肤色	红润	1
	苍白，青紫，黄疸，花斑纹	0
	正常	1
体温	正常	1
	超高热或体温不升	0
呼吸评价		
气道开放	能独立持续开放	1
	不能独立持续开放	0
脉搏血氧饱和度（SpO_2）	≥90%	1
	<90%	0
呼吸频率	正常	2
<1 岁	频率 40～70 次/min 或 20～25 次/min	1
	频率 >70 次/min 或 <20 次/min	0
≥1 岁	频率 35～60 次/min 或 15～20 次/min	1
	频率 >60 次/min 或 <15 次/min	0
呼吸力度及空气进入情况	胸廓动度正常	1
	三凹征，鼻翼扇动，哮鸣音	0
循环情况		
心率	正常	2
<1 岁	频率 80～100 次/min 或 160～180 次/min	1
	频率 >180 次/min 或 <80 次/min	0
≥1 岁	频率 140～160 次/min 或 60～80 次/min	1
	频率 >160 次/min 或 <60 次/min	0
毛细血管再充盈	≤2 s	1

三、儿童患者就诊特点

儿科俗称哑科，急诊就诊儿童常存在起病急、变化快、家属的心理情绪大而急等风险特点，但其疾病种类相对较少，预后较好，通过及时的抢救和恰当的治疗常常能获得很好的临床结局。反之，则有可能存在患儿在候诊期间发生意外情况的概率增加，有严重危险情况的“正确患儿”未能在“正确的分诊区域”和最短的“正确时间”内得到最及时的“正确救治”，错失抢救的最佳时机而危及生命等医疗风险，继而会影响到患儿分诊救治过程中的护患关系，还可能产生法律纠纷。故儿科急诊预检分诊在儿童危重症救治、儿童突发公共卫生事件处置和意外伤害事件等方面具有重要意义。

四、儿童患者急诊分诊流程

首先由分诊护士应用多功能监护仪测量脉搏、血压、血氧饱和度，观测呼吸频率，电子体温计测量体温，面部表情量表评估疼痛等级，根据患儿体征和主诉，参照儿科急诊分诊评分标准计算的分值，将急诊科就诊的患儿分为 4 级并同时标以不同颜色。评估后，将患儿按三区四级分诊标准，1 级患儿应立即（0 时刻）应诊，进入红区绿色通道和复苏抢救室。2 级患儿需要紧急处理（10 min 内），各诊室优先就诊。病情分级 3 级患儿需在黄区进行候诊和诊治，候诊时间应当不超过 30 min。病情分级 4 级患儿在绿区就诊，候诊时间应不超过 120 min。等候期间由护士加强巡视观察并重新评估，对于病情加重者提升级别并按照该级别对症处理，如使用退热药物、物理降温及肌内注射镇静剂防止热性惊厥等措施。在分诊中要求分诊护士记录患儿等候时间。儿童的分诊评估流程见表 6－2。

表 6－2　儿童急诊分诊评估

分级	1 级	2 级	3 级	4 级
分区	红	橙	黄	绿
意识	无应答，昏迷、惊厥	嗜睡	正常	患儿的医疗问题不属于真正的急诊范畴，仅有发热症状，且体温经退热处理后能迅速降温
体温		1. 超高热＞41 ℃ 2. 早产儿或有高热惊厥史的发热患儿	新生儿体温＞39.5 ℃	
呼吸	1. 呼吸暂停、窒息、急性 2. 呼吸窘迫 3. 呼吸困难 4. 血氧饱和度＜90% 5. 急性喘鸣	1. 重度呼吸困难、气促 2. 急性哮喘发作 3. 血氧饱和度 90%～95%	无呼吸窘迫，血氧饱和度＞95%	
循环	1. 心搏骤停、发绀 2. 血压处于临界点 3. 低血压 4. 外周血管再灌注不足 5. 休克	1. 腹泻呕吐伴有中度脱水 2. 无意识改变	腹泻呕吐伴有轻度脱水	
创伤	脊椎、颈部受伤需进行 ABC 处理	1. 开放性伤口 2. 眼、头部受伤 3. 单纯撕裂伤、扭伤	四肢受伤但没有开放性伤口	
过敏反应	1. 呼吸窘迫 2. 面部有肿胀 3. 过敏性休克	有或无	没有全身反应，有皮疹	
评分	0～5 分	6～13 分	14～16 分	
处置	立即安排患者进入复苏区或抢救区	留观区（10 min 内）	诊疗区（30 min 内）	门诊或根据实际情况分诊到诊疗区（120 min 内）

五、儿童患者重点病种急诊分诊流程

（一）热性惊厥急诊分诊流程

热性惊厥系指在小儿发育时期，单纯因发热所诱发的惊厥发作，是小儿最常见急症之一，绝大多数预后良好。国内外调查表明，在5岁以下小儿中2%~5%发生过热性惊厥，约占小儿各类惊厥发作的30%。国内0~14岁儿童热性惊厥患病率为4.4%。热性惊厥的定义仍有争论，较为公认的定义和诊断标准是：初次发作在3个月至四五岁，在上感或其他传染病的初期，当体温在38 ℃以上时突然出现惊厥，排除颅内感染和其他导致惊厥的器质性或代谢性异常，既往没有无热惊厥史，即可诊断为热性惊厥。

（二）分诊特点与诊断

临床上根据患儿的年龄、发作、体温及伴随症状等特点，将热性惊厥分为单纯性（典型）和复杂性（不典型）两种类型。单纯性热性惊厥的特征是：①发病年龄为出生后6个月至6岁；②惊厥呈全身性阵挛或强直－阵挛样发作，发作持续时间通常在5~10 min，不超过15 min；③发作时体温在38.5 ℃以上；④一次发热病程中惊厥无复发，发作前后无神经系统异常表现，热退后1周脑电图恢复正常，远期预后良好。

复杂性热性惊厥具有以下一项或多项特征：①发病年龄为出生后6个月以下或6岁以上；②局限性惊厥发作（常呈一侧或局灶性发作）；③一次发作持续时间超过15 min的长时程惊厥发作；④发作时体温在38.5 ℃（或38 ℃）以下；⑤一次发热病程中惊厥反复多次；⑥发作后有神经系统异常表现，包括Todd麻痹等，热退后2周脑电图仍异常。复杂性热性惊厥预后相对较差。

（三）小儿热性惊厥分诊相关危险因素识别要点

①患儿年龄<3岁；②体温38.5~40 ℃；③在急性病早期体温快速上升期；④既往有高热惊厥史或癫痫史及家族史。对存在上述危险因素的患儿进行预见性护理，从最初的病情评估、合理分诊患儿，到给高热小儿降温，加强病情观察，做好家长的健康教育等，各项工作都落实到每班护士的岗位职责里，并做好记录。

（四）采取3步4级法对惊厥患儿进行评估处理

第一步：评估患儿是否存在危及生命的情况，是否需要启动应急反应系统（抢救），如果是，首先给予基本的生命支持并且接上监护；如果不是，则进入下一步。

第二步：对病情进行急诊分级，共4级，分别为1级濒危，2级危重，3级急症，4级非急症。对于儿童惊厥者，如果进入急诊时惊厥正在发生，则属于1级，应马上给予止惊、给氧处理，根据对循环状况的评估同时处理循环问题。进入急诊时惊厥已经停止，神志未恢复，呼吸和循环等生命体征不稳定，则属于2级，应进一步评估病情，识别当前影响生命体征的主要问题，并做出相应干预措施。如生命体征平稳则属于3级，可进入下一步。进入急诊时惊厥已经停止且神志已经恢复，生命体征平稳，则属于4级，可直接进入第三步。

第三步：询问、完善病史及体格检查。根据年龄段，是感染性、中枢性还是全身性疾病的思路进行病因分析，详细询问现病史、既往史、围生史、生长发育史、家族史，根据初步判断完善血生化、电解质、病原学等检查，必要时完善脑脊液、头颅影像学检查。

经过上述处理，再根据病情将患儿分流至不同区域：①惊厥缓解，病因明确、预后良好的疾病，生命体征平稳的患儿，可转诊疗区神经专科门诊随诊。②病因未明，或确诊为颅内感染、初诊癫痫，或惊厥难以控制的癫痫，则收入神经内科住院治疗。原发病为需要住院治疗的其他疾病，如肺炎、腹泻病、内分泌代谢病所致的电解质紊乱、颅内出血、颅内肿瘤等，则收入相应专科住院治疗。③生命体征不稳定，需要高级生命支持的重症病例，则进入抢救区，稳定后转入PICU进一步治疗。

（五）意外伤害急诊分诊流程

2008年世界卫生组织（WHO）与联合国儿童基金会（UNICEF）最新报告表明，世界范围内，每天有2 000多名儿童死于意外伤害，还有数千万儿童受伤住院，许多儿童因此留下终身残疾。意外伤害分为头部外伤、骨折、软组织损伤、电击伤、烧烫伤、异物、器官挫裂伤和动物咬伤或造成损伤等。大量研究表明：儿童因意外伤害就诊的时段有明显规律性，主要集中在中午12时前后和晚上20时前后，尤其晚饭后儿童意外伤害明显增加，为一天中最密集的时段。因此，要增加此时段的急诊在班人员。另外，幼儿期意外伤害构成比最高，除婴儿期外各年龄段均以软组织损伤最多，其次为头部外伤；夏、秋季是儿童意外伤害高发期。

儿童早期预警评分是用于儿童病情变化早期评判以便儿科临床医生做出诊断和治疗决策的量表，通过患儿行为、意识、心血管系统和呼吸系统情况对其病情变化进行评估从而为临床治疗提供依据。采用儿童早期预警评分（表6－3），对急诊患儿疾病严重程度和病情变化情况进行评估，根据评分不同采取不同处理措施。其中，总分为0～1分的患儿无须处理继续观察；2分患儿需告知主管护士和医生进行体温、疼痛等监测；3分患儿在2分处理的基础上动态观察患儿生命体征变化并通知专科护士协助护理；4分及以上患儿通知儿科医生15 min内到场进行急救。

表6－3　儿童意外事件早期预警评分

项目	0分	1分	2分	3分
行为意识	玩耍等恰当行为	睡眠	烦躁	昏睡或对疼痛反应下降
心血管系统	皮肤粉红或毛细血管按压1～2 s后变粉红	皮肤苍白或毛细血管按压2～3 s后变粉红	皮肤灰白或毛细血管按压3～4 s后变粉红，或心率较正常升高20次/min以上	皮肤灰白起斑或毛细血管按压4～5 s后变粉红，或心率较正常升高30次/min，或心动过缓
呼吸系统	呼吸正常且无呼吸肌回缩	超过正常呼吸10次/min以上，或吸入氧气分数高于正常值30%～40%或3～6 L/min	超过正常呼吸20次/min以上，或吸入氧气分数高于正常值40%～50%或6～8 L/min	低于正常呼吸5次/min，且存在呻吟或吸气三凹征，或氧气分数高于正常值50%以上或8 L/min以上

第二节　孕产妇患者分诊评估

孕产妇是指从妊娠开始到产后42 d的妇女。据报道，世界上每天都有超过1 000个妇女死于妊娠相关的疾病。孕产妇是一类特殊人群，妊娠过程中其生理心理处于敏感脆弱状态，机体对疾病的易感性大大增加。随着婚育观念的转变，妊娠妇女的年龄普遍增大，高龄孕产妇人数不断增加；随着妊娠辅助生育技术的不断更新，试管婴儿等的出现，使人们对整个孕产期孕产妇和胎儿的安全问题关注度不断提高。近几年有关孕产妇就诊的不良报道也不断增加，这在一定程度上也反映了人们对孕产妇分诊方法和流程等方面有更高的要求。同时孕产妇的分诊工作也面临着很大的挑战：分诊过程中，一些孕产妇故意隐瞒生产史或合并症，或者由于分诊人员问诊不详细从而导致主诉不明确，或者临产症状与实际的产程不相符合，导致分诊不准确甚至分诊错误等。有学者认为孕产妇的分诊更要体现多学科的协作，及早联系妇产科医生会诊，这样才可以避免不必要的纠纷。因此针对孕产妇的分诊，更加需要有针对性的分诊方法，而目前国内各大医院尚没有形成统一的分诊标准，孕产妇的分诊方法仍处在不断探索阶段。

一、孕产妇患者接诊、分诊须知

（1）孕产妇的分诊应由有高度责任心的分诊人员负责进行，分诊人员对妇产科疾病有较深入了解和掌握，掌握孕产妇的常见病多发病及救护流程。详细了解患者的月经、白带情况及怀孕、生产次数，针对患者的临床症状分析可能原因。

（2）孕产妇分诊过程中，突发紧急情况，如阴道大出血、晕厥、子痫发作等情况时，立即启动快速通道，优先安排孕产妇及时就诊，切实保障孕产妇的安全。

（3）对孕产妇接诊时除了关心患者病情，恰当正确分诊外，也要关心家属的心理状态，对家属提出的问题给予耐心解释。家属的过度关心常常导致医疗纠纷的发生。

二、孕产妇患者分诊方法

急诊就诊的育龄期患者，首先均需要进行是否怀孕的筛查，因为怀孕的早期患者自己也可能并不知晓，分诊过程中应详细了解患者的经、带、胎、产情况，询问有无停经、腹痛、阴道流血等。对育龄期患者是否怀孕筛查如图6－1。

三、孕产妇患者就诊特点

孕产妇在面对陌生的医院环境以及身体变化时，极易产生非常强烈的激

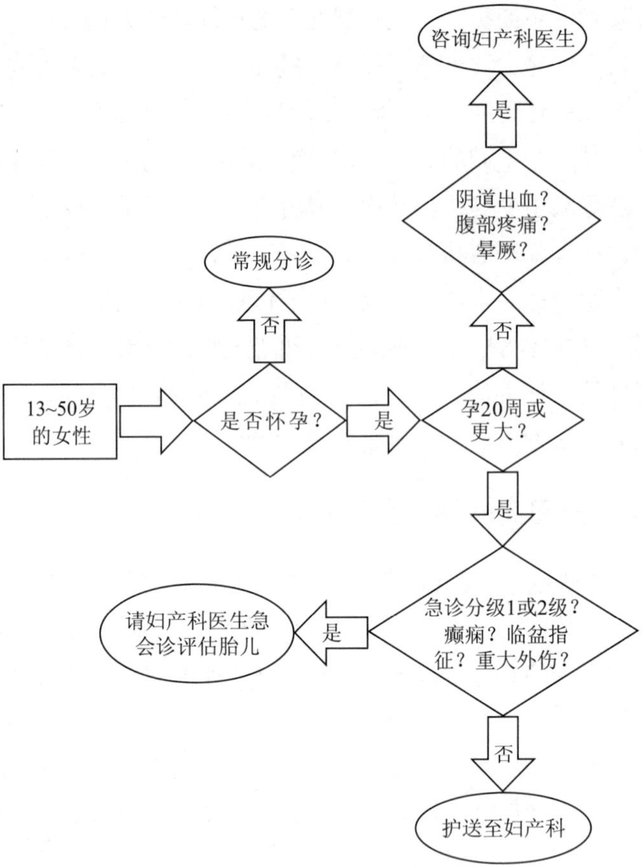

图 6－1　育龄期患者分诊流程

动情绪，进而引起身体和精神上的双重压力。患者家属对孕产妇的过度关心（对医院的医疗水平，医生、护士的技术等抱有怀疑态度）有时会影响到整个分诊流程。在等待妇产科医生会诊过程中，家属心情往往焦躁，与患者和家属谈话时注意语速语调，对患者的病情要表现出关切的神情，态度亲切和蔼，尽量把医学术语解释得浅显易懂，关键的地方必要时可重复一遍；有的患者家属出于治愈心切，情不自禁地提出某种方法或措施，分诊人员不应觉得好笑而说出来，让对方难堪。另外，患者家属的态度很大程度上也对孕产妇的心情产生重大影响，因此，需耐心对患者家属讲解孕产妇患者的情况，详细解答患者和家属的问题，加强心理护理，提供心理支持，解除疑虑，让家属理解分诊流程并积极配合。

孕产妇合并妊娠相关疾病，如妊娠高血压、妊娠糖尿病、妊娠合并心脏病、妊娠合并急性阑尾炎等时，患者病情变化较快，生命体征产生明显变化，如果不及时处理，严重者会影响孕产妇和胎儿的生命安全。

四、孕产妇患者急诊分诊评估

孕产妇患者的急诊分诊评估见表6－4。

表6－4　孕产妇患者分诊评估

分级	1级	2级	3级	4级
	濒危患者	危重患者	急症患者	非急症患者
定义	病情可能随时危及就诊者生命或病情发生急剧变化，应组织人员进行抢救治疗，并将就诊者直接送入抢救室抢救	病情有可能在短时间内进展为1级或短时间内有可能导致严重残废	患者目前明确没有危及生命或严重致残征象，应在一定时间安排患者	患者目前没有急性病发作征象，无或很少不适主诉
常见临床表现	呼吸衰竭、休克、昏迷、心搏呼吸骤停、大出血、反复抽搐、脐带脱垂	中－重度呼吸窘迫、严重疼痛（疼痛评分≥7分）、妊娠发热38.5 ℃、妊娠期血压升高（≥160/110 mmHg）、妊娠期腹痛（疼痛评分7～10分）、妊娠期异常阴道排液、妊娠期异常阴道出血（多于经量）、胎动异常、胎心率异常、产后出血、阴道异常出血伴腹痛	轻度呼吸窘迫、妊娠期剧吐、妊娠期少量出血、产后发热、经期腹痛、阴道异物、外阴阴道肿物伴疼痛、术后伤口愈合不良、胎膜早破、妊娠期腹痛（疼痛评分4～6分）、妊娠期发热37.5～38.5 ℃、妊娠期血压升高（≥140/90 mmHg）	月经不调、阴道炎、阴道异常排液
护士接诊	立即	立即	60 min内	90 min或门诊就诊

续表

分级	1级	2级	3级	4级
	濒危患者	危重患者	急症患者	非急症患者
医生接诊	立即	15 min	60 min内	90 min或门诊就诊
接诊地点	抢救室	抢救室或诊室	诊室（病情恶化时，病情分级上调）	
评估频率	持续	每15 min	3级患者每30 min，4级每60～120 min	

五、孕产妇患者常见疾病或症状急诊分诊流程

孕产妇由于生理的改变，腹腔脏器的生理位置、功能等也发生相应的变化，容易发生急腹症。妊娠期急腹症的特点是：起病急、进展快、病情重、变化快，而且症状多不典型，体征不明显，诊断困难，严重威胁孕产妇以及胎儿的生命安全。

（一）下腹痛

下腹痛为妇女常见的症状，多为妇产科疾病所引起。应根据下腹痛的性质和特点，考虑各种不同妇产科情况。下腹痛以内生殖器疾病多见，应特别注意鉴别，产科疾病则多与病理性妊娠相关。

分诊评估要点：①疼痛的部位，下腹正中疼痛，多为子宫病变，一侧疼痛多提示输卵管疾病等。②疼痛的性质，持续性钝痛多为炎症或腹腔积液所致，周期性疼痛多为痛经等。③疼痛的时间，与月经无关的下腹疼痛多见于下腹部手术后组织粘连等。④疼痛反射部位，疼痛反射至肩部考虑腹腔内出血，反射至腰腹部多为子宫病变。⑤腹痛伴随症状，育龄期女性腹痛同时有停经，多为妊娠合并症；伴畏寒发热，常为盆腔炎症；伴休克症状，应可能有出血；伴恶病质，常为生殖器晚期癌肿的表现。下腹痛急诊分诊流程详见图6－2。

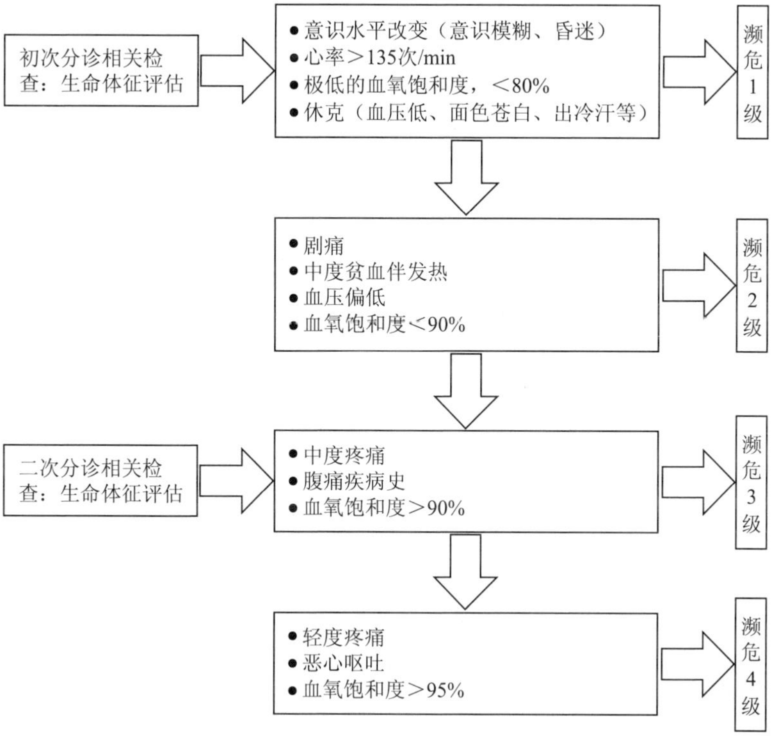

图 6－2 下腹痛急诊分诊流程

（二）阴道出血

阴道出血是女性生殖器官疾病常见的症状。出血可来自外阴、阴道、子宫颈和子宫内膜，但以来自子宫者为最多。妊娠期除分娩外阴道出血均为病理性质，出血量大往往提示病情较重，分诊应给予足够重视。

分诊评估要点：①停经时间，有无早孕反应，既往月经周期是否规律，月经量多少，有无痛经。②阴道出血量以及持续时间。③有无腹痛及腹痛情况。④既往是否有自然流产或人工流产史。⑤有无内分泌失调、急慢性疾病、生殖器异常等。阴道出血分诊评估详见表 6－5。

表 6－5 阴道出血分诊评估

疾病分级	病情特点	生命体征	休克
1 级	病情可能随时危及患者安全，需立即采取挽救生命的干预措施。包括：无呼吸、脉搏；意识障碍	不稳定，需要高级生命支持	重度（感染性休克或失血性休克）

续表

疾病分级	病情特点	生命体征	休克
2 级	病情可能在短期内进展至 1 级；阴道出血明显多于月经	不稳定	轻度
3 级	就诊时没有在短时间内出现危及生命的征象，阴道出血量如月经量	稳定	无
4 级	就诊时症状轻微	稳定	无

（三）妊娠高血压

妊娠高血压疾病是妊娠期常见的并发症，本病发生于妊娠 20 周以后，在孕产妇死亡原因中居第 3、第 4 位，是我国孕产妇和围产儿死亡的主要原因之一。

分诊评估要点：①孕产次及目前孕周数。②出现水肿、高血压和（或）蛋白尿的时间，基础血压是多少。③有无头痛、头晕、视物模糊、上腹部胀痛等症状。④有无典型抽搐发作，发作次数、间隔时间。⑤有无心悸、呼吸困难、少尿或无尿，有无腹痛和阴道出血、出血有无血凝块等。妊娠高血压分诊评估详见表 6－6。

表 6－6　妊娠高血压的分诊评估

分级	病情	
	母体	胎儿
1 级	昏迷、反复抽搐发作、高血压危象、MODS、DIC、失血性休克	急性宫内窘迫
2 级	重度子痫前期、HELP 综合征、高血压合并子痫前期	慢性宫内窘迫
3 级	妊娠期高血压或轻度子痫前期	

（四）妊娠合并心脏病

妊娠合并心脏病既往多以风湿性心脏病为主，随着现代医疗水平的提高，发现多数先心病为多基因遗传疾病。妊娠合并心脏病中尚有围生期心肌病、心肌炎等，心脏病严重者，可于妊娠期出现心力衰竭。

分诊评估要点：①停经时间。②先天性心脏病家族史。③一般体力活动后有无气喘、发绀等。④有无反复发作的呼吸道感染。⑤有无头痛、头晕、耳鸣等上肢高血压症候群及下肢无力等妊娠合并主动脉狭窄症状。妊娠合并心脏病急诊分诊评估详见表6－7。

表6－7　妊娠合并心脏病的分诊评估

分级	临床表现	体征	心电图或超声心动图检查
1级	心力衰竭或心源性休克	左心增大或右心增大	提示心脏病变
2级	早期心力衰竭，轻微活动后即出现胸闷和气促	心率＞110次/min，呼吸＞20次/min，端坐呼吸，湿啰音	心律失常、房室传导阻滞
3级	一般活动轻微受限	轻度心悸、气促，无肺部或心脏病理改变	正常或轻度异常
4级	一般活动不受限制	无心悸、气促，无肺部或心脏病理改变	正常

（五）胎盘早剥

胎盘早剥指妊娠20周后至分娩前，正常位置的胎盘在胎儿娩出前部分或全部从子宫壁剥离。胎盘早剥是一种严重的产科并发症，起病急、发展快、对母婴威胁很大，可引起围产儿死亡、子宫卒中、DIC及羊水栓塞等。

分诊评估要点：①腹痛或腰骶部疼痛时间以及持续时间。②有无阴道流血、流液，出血量多少。③有无高血压、糖尿病病史等。胎盘早剥的急诊分诊评估详见表6－8。

表6－8　胎盘早剥的分诊评估

分级	腹痛	生命体征	胎心	DIC	休克
1级	>6分	不稳定	消失	出现	休克
2级	4～6分	不稳定	正常	无	早期
3级	<4分	稳定	正常	无	无

（六）胎膜早破

胎膜早破是指胎膜破裂发生在产程正式开始之前，包括未足月胎膜早破及足月后胎膜早破，患者多突感较多液体从阴道流出，无腹痛等其他先兆，突发的阴道流液时多时少，破口较大、位置较低则液体流出较多，破口较小时表现为少量、间断阴道流液，有时可能误诊为阴道分泌物过多。

分诊评估要点：①阴道流液的时间，以及持续时间。②有无伴随症状，如腹痛、子宫收缩等。③胎动较平常快、慢或是胎动停止等。胎膜早破急诊分诊评估详见表 6－9。

表 6－9　胎膜早破的分诊评估

分级	生理评估指标		
	孕周	孕妇感染、合并症或并发症	宫内情况（胎儿成熟度、胎心监护、羊水或 B 超检查）
1 级	28～34 周	有	胎儿死亡
	>24 周	有	胎儿死亡
2 级	28～34 周	无	有或无异常
	>24 周	无	胎儿死亡
3 级	>34 周	有或无	有一项异常，胎儿存活
	足月	有	有一项异常，胎儿存活
4 级	足月	无	正常

第三节　老年患者分诊评估

人口老龄化是随着现代社会发展出现的世界性人口结构变化的趋势，是随着死亡率水平和生育水平下降必然出现的人口年龄结构的变动。随着科学的发展与生活水平的不断提高，人口由早期的高出生率、高死亡率转变到现代的低出生率、低死亡率，这一人口转型，导致人群的平均预期寿命逐渐延长，老年人在全人口中的绝对数字和相对比例明显增加，人口年龄结构趋于老化，人口老龄化的趋势越来越明显。

随个体年龄的增长，器官组织及功能的退行性变是个体老化的表现。

个体老化从出生即开始，进入老年期表现则会更加明显，同时进展速度加快。我国把 60 岁作为老年人的年龄界限，60 岁及以上的人均称为老年人。

老年人疾病多为慢性进行性疾病，如肺部炎症、心脑血管疾病等。但当情绪波动、天气变化等因素作用时，疾病进展迅速、病情凶险，分诊不准确往往会延误疾病最佳治疗时机，延长病程，增加患者痛苦，而全国范围内缺乏针对老年人的统一规范的急诊分诊标准。

一、老年患者接诊、分诊须知

（1）老年人基础疾病较多，分诊时要详细询问疾病史，给予基础生命体征测量的同时，给予快速血糖、瞳孔、意识的测量和判断，判断出患者目前最需要解决的主要问题，正确分诊。

（2）老年患者疾病进展迅速，对于平车或担架入院的老年患者，分诊人员应提高警惕，及时组织相关会诊，以免延误疾病治疗的最佳时间窗。

（3）老年人疼痛等感知觉减退，对老年人进行分诊评估时要结合多个量表以得出准确评分。

二、老年患者就诊特点

1. 临床表现不典型　老年人反应性降低，加之个体差异性大，自觉症状轻微，绝大多数老年患者起病隐匿、临床表现不典型，容易漏诊、误诊，临床工作中须予以高度重视。例如，老年人严重感染时只有低热，甚至不发热。同时，老年人对寒冷刺激的反应性降低，容易发生低温组织损伤，同时老年人感受性差，尤其是对痛觉的敏感性降低。

2. 多种疾病同时共存　老年人同时患有多种疾病，比如冠心病患者又伴有高血压，慢性支气管炎患者同时患有糖尿病、胃炎、胆囊炎。同时，同一老年患者如果一个系统的疾病没有得到及时有效的治疗，可能会累及其他系统器官功能，从而造成多器官功能的衰竭。由于老年疾病的这一特点，常常使疾病的临床表现没有明显特征，容易造成漏诊、误诊。

3. 容易发生并发症　老年患者容易发生各种并发症，如痴呆、昏迷、意识错乱、躁狂、谵妄等，其中以神经、精神系统的并发症最为常见，例如不同程度的意识障碍。老年人渴中枢敏感性降低，在疾病的急性期极易并发水电解质平衡失调。老年人卧床时间过长，容易造成坠积性肺炎、栓塞、血栓形成、关节挛缩、骨骼肌肉失用性萎缩、直立性低血压、大小便失禁者常伴有压疮等。

4. 病程进展快　老年人各脏器及内环境稳定性减退，一旦发病，病情进展迅速，时常让人措手不及。因此对老年患者的分诊过程中，必须给予全面准确的诊断和及时有效恰当的治疗。

5. 存在心理问题　患病的老年人同时也是心理问题高发的群体之一。伴随机体功能的衰退，老年人的自我心理调适功能也日趋下降。在疾病应激情况下，老年人往往易产生焦虑、敏感、孤独甚至抑郁等心理问题，同时这些心理问题的持续存在和不断放大也直接影响疾病的治疗和转归。

6. 问诊困难　老年患者的视力、听力衰退，言语表达能力和理解能力也存在问题，给问诊造成了一定困难。所以当一个神志不清楚的老年患者出现在分诊台前时，分诊人员应结合陪同人员的描述或既往的疾病史进行分诊。

三、老年患者常见症状急诊分诊流程

老年人疾病以心血管疾病、脑血管疾病和肺部疾病居多，疾病急性期病情紧急。

（一）胸痛

胸痛是心血管疾病常伴症状，老年患者胸痛发病率最高。胸痛，又是心绞痛的主要表现，发病时面色苍白，胸骨后或心前区压榨样疼痛，并向颈部、左肩或左手臂放射。持续时间 1～15 min，但多数为 3～5 min，常伴有心率减慢或增快、心律失常等。引起心前区疼痛的疾病很多，心前区疼痛的性质、强度、伴随症状等特点均不一样。心前区疼痛是常见症状，其临床意义可大可小。炎症、肌肉缺氧、内脏膨胀、机械压迫、异物刺激、化学刺激、外伤均可引起急性胸痛。而老年人的疼痛部位与性质常不典型，伴有胸部憋闷、隐痛，也可表现为上腹部疼痛或胃痛。问诊时应着重询问有无既往史，有无冠心病、心包积液、心肌炎等，发病前有无过度劳累、情绪激动、精神紧张等诱发因素。

分诊评估要点：①胸痛发作时间、胸痛部位、有无诱因、胸痛缓解或加重因素。②既往病史，有无心脏病、心肌炎、心包积液等。需要特别注意的是很多老年人急性心梗发生时临床表现并不典型，牙痛、腹痛、呕吐等消化道症状表现明显，针对这种患者应立即给予心电图检查，排除心肌梗死的可能性之后再考虑胃肠道问题。胸痛急诊分诊流程详见图 6－3。

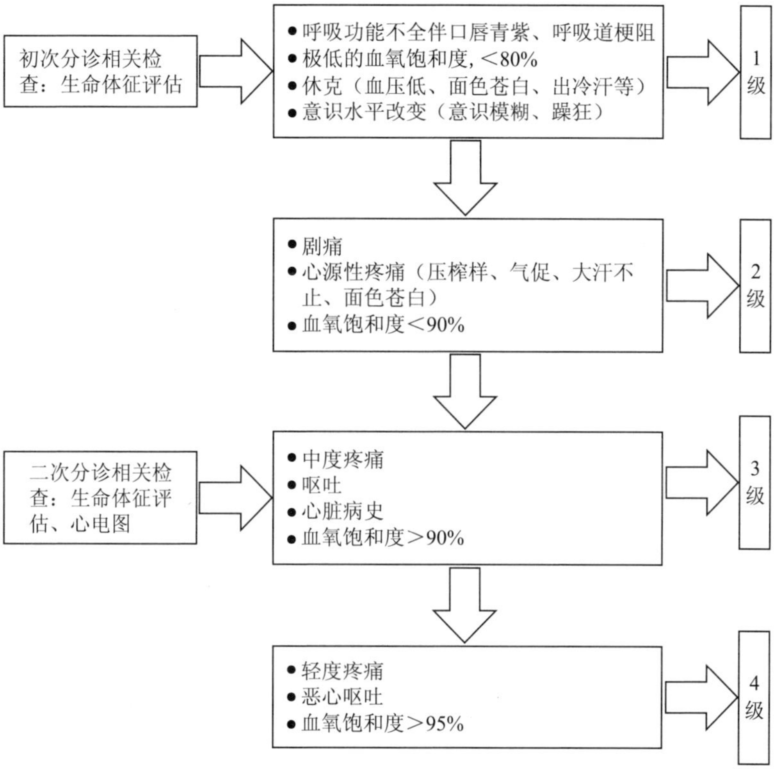

图 6－3　胸痛急诊分诊流程

（二）头痛

头痛是临床上最常见的症状之一，涉及各个科室，尤其是在神经系统疾病中多见，其病因十分复杂。发病率高，人群中几乎 90% 的人一生中都有头痛发作，有人称头痛是仅次于感冒的常见病。其实头痛是一种症状，而不是一种疾病。头痛一般是指前面在眉毛以上、后面在枕下部以上即头颅上半部这一范围的疼痛。而在老年人应高度重视头痛的发生部位：疼痛部位局限于眼眶、枕后、三叉神经分布区要考虑神经痛，分别可能为眶上神经痛、枕神经痛及三叉神经痛；颅后窝病变常出现枕项区疼痛；幕上病变的头痛常位于前额颞部和顶区；颅内压增高或急性颅内感染多出现弥漫性头痛；颅内占位性病变首发头痛有定位意义。

头痛发生的时间：突然发生、持续时间极短，多为功能性疾病，如神经痛；慢性反复发作的头痛往往考虑血管神经性头痛可能，如偏头痛、肌收缩性痛、三叉神经痛等；持续性进行性头痛考虑颅内压增高、颅内占位病变可能；丛集性头痛多发生在夜间；晨起头痛加重考虑颅内占位病变或鼻窦炎症。

头痛的发生速度：急性突发头痛多为血管性头痛，另外还有急性脑卒中、急性颅脑感染等；缓慢发生的且进行性加重并有颅内压增高表现的考虑为颅内占位性病变；无颅内高压症状的也可出现于紧张性头痛。

头痛的伴随症状：头痛伴有恶心、呕吐、面色苍白、出汗、心悸等自主神经症状，见于偏头痛；头痛剧烈并进行性加剧的恶心、呕吐为颅内压增高表现；伴有短暂视力障碍的考虑偏头痛；伴眼痛、眼压增高的考虑由青光眼等引起；伴视神经盘水肿或出血常为颅内压增高或高血压脑病；伴精神症状多考虑额叶病变。

老年人多有高血压、脑血管硬化等疾病，所以急诊入科的头痛患者，应高度警惕脑出血发生的可能性，应立即给予生命体征的采集，尤其是血压的测量；出现喷射性呕吐症状时，应立即进行 CT 和头颅 MRI 检查。蛛网膜下腔出血通常伴有恶心、呕吐及短暂的意识丧失，有 31% ~69% 的患者在几天或者几周前就会出现“预警性头痛”，即与以往不同的“霹雳样头痛”。硬膜下或硬膜外出血常发生于急性头颅损伤以后，通常意识丧失发生在头部受伤大面积脑梗死时。

分诊评估要点：①头痛的性质、部位、持续时间。②头痛的诱发因素：情绪激动、重体力劳动等。③既往疾病史：心脏疾病、高血压、高血脂等。④家族史：家族中有无类似头痛疾病。

老年人突发急性头痛时，应动态监测瞳孔和意识的变化。瞳孔的大小、形状、对称性：正常情况下，瞳孔的位置居中，边缘整齐，两侧等大等圆。在自然光线下，瞳孔直径一般在 2 ~ 5 mm，调节反射两侧相同。而出现头痛、头晕时，双侧瞳孔散大，常见于颅内压增高、颅脑损伤；一侧瞳孔散大、固定，常提示同侧颅内血肿或脑肿瘤等颅内病变所致的小脑幕裂孔疝的发生。观察对光反射：正常情况下，瞳孔对光反应灵敏，在光亮处瞳孔缩小，昏暗处瞳孔散大，如果瞳孔不随光线的刺激而变化，称为瞳孔对光反应消失。而同时合并有头痛头晕症状时，常提示患者病情危重。头痛急诊分诊流程详见图 6－4。

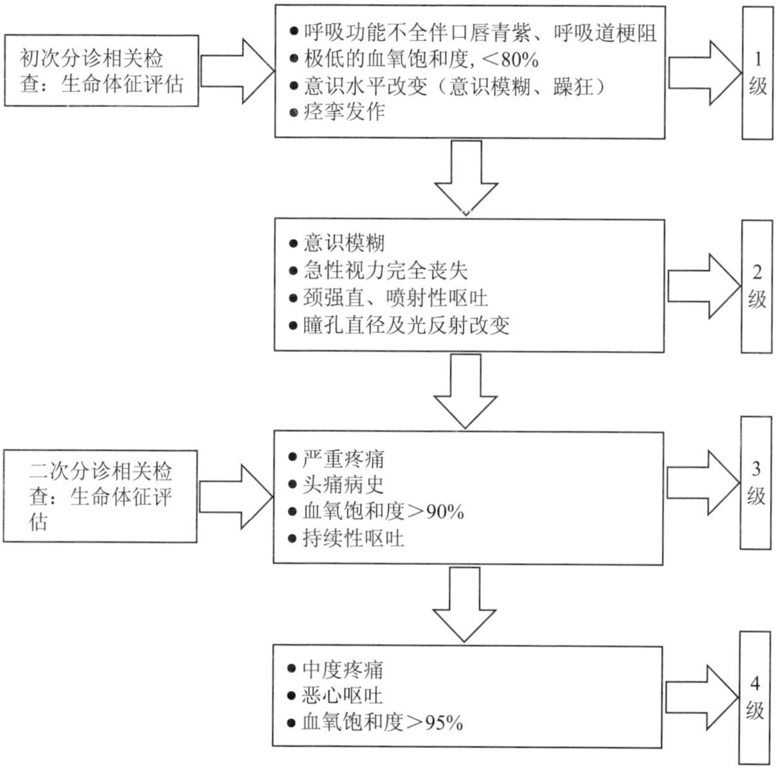

图 6－4　头痛的急诊分诊流程

第四节　精神类疾病分诊评估

人类正常的精神活动包括认知活动（由感觉、知觉、注意、记忆和思维等组成）、情感活动及意志活动，这些活动过程相互联系、紧密协调，维持着精神活动的统一完整。当机体受到内、外有害因素的作用使脑功能活动失调时就会发生各类精神疾病。精神疾病是大脑功能活动发生紊乱，导致认识、情感、行为和意志等精神活动出现不同程度障碍的一类疾病的总称，患者常有痛苦体验和（或）功能损害。精神疾病主要分为轻型与重型精神疾病：常见的轻型精神疾病有神经衰弱、强迫症、抑郁症等；常见的重型精神疾病有精神分裂症等。轻型精神疾病主要是表现在情感障碍（如焦虑、忧郁等)、思维障碍（如强迫观念等），但患者思维的认知、逻辑推理能力及其自知力都基本完好。而重型精神病，如精神分裂症的初期患者也可出现焦虑、强迫观念等表现，但此类患者的认知、逻辑推理能力将会变得很差，自知力也几乎全部丧失。

一、精神疾病患者接诊、分诊须知

1. 应有监护人　据《民法通则》17 条之规定，无民事行为能力或限制行为能力的精神疾病患者，其配偶、父母、成年儿女及亲属为其监护人。医院不是精神疾病患者的监护人，不存在监护权转移的问题，监护权的转移必须由司法部门指定。医院与患者之间只存在医疗合同的关系。精神疾病患者在发病期间，无行为能力，只有他的特定监护人才有权决定如何安全地将其送往医院治疗，法律规定的特殊情况除外。特殊情况下，接诊、分诊只能考虑先抢救患者，或防止事态恶化、严重危害社会安定及政治影响等问题，这些情况下要先接诊分诊，否则易给医院造成不良影响。

2. 采取特殊手段应与监护人协商　精神疾病患者由于缺乏自知能力，大多数不配合接诊和治疗，甚至以武力相对抗，因此，接诊时可能会采取如束缚、强行肌内注射等强制手段，要事先告知目的和意义。特别是对首次发病的患者，家属常反对使用强制手段接诊，易发生纠纷，要主动邀请患者或其家属（监护人）参与医疗就诊活动，如身份识别、采取约束隔离等保护性措施、药物使用等。肇事、肇祸精神疾病患者问题：由于我国还没有精神卫生法规，这类问题目前涉及当地政府、公安、民政、残联等各部门，但是都无法妥善处理，因此，分诊时要慎之又慎。

3. 就诊　分诊人员需识别易发纠纷的精神疾病患者：①流浪的精神疾病患者；②首次发病的精神疾病患者；③有潜在生命危险的精神疾病患者；④涉案的精神疾病患者；⑤患多种疾病的精神疾病患者；⑥家庭经济困难的精神疾病患者。

二、精神疾病患者分诊方法

1. 识别精神病患者的一般性原则　综合性医院急诊分诊不同于精神病专科医院分诊，辨别精神疾病患者较困难，须注意以下方面。①患者具有精神活动的偏离表现，如幻觉、妄想、情感障碍、行为紊乱等精神症状。例如一个人的思维、情感、行为等精神活动不能被大多数人接受，并且他自己也不能自圆其说。②现实检验能力的丧失。一个智力正常的人应该具备一定的思想、行为规范，通俗地说，就是知道自己该做什么和不该做什么。如果对自己的异常言行熟视无睹，这种自知能力的缺乏是精神病的重要标志之一。③询问患者及其家属，其精神行为偏离是否已经显著影响了个人的生活、工作、学习或者影响了周围环境。④症状持续时间，精神分裂症的症状表现要持续1个月以上才能够诊断。必要时，可参考简明精神病量表（BPRS）、《中国精神障碍分类与诊断标准》第3版（CCMD－3），并参考美国《精神障碍诊断和统计手册》第4版（DSM－Ⅳ）进行分诊诊断。

2. *精神疾病患者的接诊* ①首先要求我们分辨有自残、伤人倾向的患者与无伤害倾向的患者。对于有伤害倾向的患者，需要加强安全护理。患者就诊时，检查随身是否有危险物品，注意鞋带、腰带等也尽可能地禁止患者携带。同时，派专人护理，密切注意患者，防止其吞食异物、坠床、自杀等行为。要有充分的预见性分诊，把攻击行为消灭在萌芽状态。在分诊精神疾病患者时，要求护士“眼观六路，耳听八方”，密切观察发生攻击行为的早期表现，如患者表现心烦意乱、坐立不安、挑剔、不满、表情气愤、出现攻击或辱骂性言语、提一些无理要求等。此时，工作人员应高度警惕，减少激惹因素，密切观察，安排患者到安静的场所，让可能成为针对性攻击对象的工作人员或患者回避。适当满足患者一些要求，但不能过分迁就。对患者的过激性语言，可以采取不辩论的方式，让患者发泄自己的不满情绪，找适当时机再与患者交谈，谈话时态度诚恳、可亲，避免语言粗鲁而加重患者的逆反心理。无伤害倾向的患者可按常规精神疾病患者分诊流程分诊。②了解患者的现病史、主诉或代主诉，首次出现精神症状的时间，是否存在行为紊乱、暴力行为、自伤自杀等；过去病史：既往主要症状，既往治疗情况；患病对家庭社会的影响，如有无轻度滋事、肇事、肇祸；有无接受过精神专科医生意见等；家族史以及个人史：是否阳性家族史，过去有过什么问题，有无酒精或药物滥用等，必要时，做一些相关精神病检查以辅助分诊；同时，在分诊过程中要注意识别出患者自知力情况（患者对其自身精神状态的认识能力）。自知力完全：患者精神症状消失，真正认识到自己有病，能透彻认识到哪些是病态表现，并认为需要治疗。自知力不全：患者承认有病，但缺乏正确认识和分析自己病态表现的能力。自知力缺失：

患者否认自己有病。

3. 分诊注意事项　由于精神疾病患者疾病特点的特殊性，急诊分诊不是一项简单的分诊工作，还要承担起各种角色功能，以满足患者和家属对精神卫生知识的需求，要详细认真解释患者及其家属的各种问题。①精神疾病患者往往否认自己有病，病史是由亲属或他人提供的，他们接触患者可能有局限性，也有可能带有主观或某种偏见，提供的病史可能不完整或不准确，可能会造成误诊。分诊时，不能随便说患者有精神病，要不厌其烦地指导患者进入有关诊室就诊，使之得到安慰，增加对医护人员的信任；对一些不愿让别人知道自己病情的患者，询问时要注意方式方法，首先要为患者保密，一定要耐心解释，取得患者的信任，鼓励患者如实讲述自己的病情，方便分诊人员做出正确的分诊。②分诊人员与患者家属沟通要热情细心，此类患者亲属往往精神负担较重，既担心患者病情，又担心社会异样的眼光，且对此类疾病往往缺乏信心，表现为不知所措，故而，分诊人员要热情冷静，稳定好亲属情绪，使其能够诚实地叙述患者病史。向家属解释患者病情、危害以及治疗的关键，取得其积极配合。③注意接触技巧，要立于患者侧面易于脱离危险的方位，不要背对患者。对于极度兴奋的患者要给予适当的保护，避免伤及他人。转变服务态度，要以亲切耐心的态度、镇定而温和的语言、友善的引导，把医源性激惹因素减少到最低限度。④强化安全意识、加强安全检查，通知值班安保人员做好防范。详细询问陪诊者患者在外病情严重程度及身上是否携带刀、剪等利器，严禁危险品带入医院（利器、绳索和火种等）；对有自杀倾向的患者，家属应始终陪伴就诊整个过程，远离电源。填写患者监护人姓名、住址及监护人电话。一旦出现患者攻击行为，护士应临危不惧，及时采取有效防护措施，使自己从困境中解脱出来。在控制患者的同时也要保护自己，减少伤害。

三、精神疾病患者就诊特点

急诊的精神疾病患者多数自知力不完整而有拒绝治疗、情绪低落、易激惹、冲动行为、伤人等特点。精神疾病患者不同于其他患者，其就诊心理特点是：①怀疑心理：患者大都否认有病，不愿就医，故诊疗过程不合作，有可能寻找机会逃跑离院。②悲观心理：抑郁患者缄默不语，郁郁寡欢，情绪低沉消极，有可能寻找机会自杀。③被害心理：患者把自己病态中的妄想与医护人员联系起来，认为医生、护士也是参与迫害的人员，故可能出现伤人行为。④依赖心理：特别是癔症患者，感到自己患了严重而不易诊治的疾病，要求别人搀扶，生活不愿自理。⑤专横心理：躁狂症患者，情绪高涨，兴奋话多，需要别人顺从，激惹性增高，情绪反应强烈。

四、重症精神疾病患者急诊分诊流程

对重症精神疾病患者的分诊可依照《三级精神病医院评审标准（2011年版）实施细则》实施危险性评估，根据结果（0~5级）进行分类干预。

（一）精神疾病危险性评估

应对患者进行危险性评估，检查患者的精神状况，包括感觉、知觉、思维、情感和意志行为、自知力等，询问患者的躯体疾病、社会功能情况、服药情况及各项实验室检查结果等。其中，危险性评估分为6级：

0级：无符合以下1~5级中的任何行为。

1级：口头威胁，喊叫，但没有打砸行为。

2级：打砸行为，局限在家里，针对财物，能被劝说制止。

3级：明显打砸行为，不分场合，针对财物，不能接受劝说而停止。

4级：持续的打砸行为，不分场合，针对财物或人，不能接受劝说而停止，包括自伤、自杀。

5级：持管制性危险武器的针对人的任何暴力行为，或者纵火、爆炸等行为，无论在家里还是公共场合。

（二）精神疾病分类干预

根据患者的危险性分级、精神症状是否消失、自知力是否完全恢复，工作、社会功能是否恢复，以及患者是否存在药物不良反应或躯体疾病情况对患者进行分类干预。

1. 病情不稳定患者　若危险性为3~5级或精神疾病症状明显、自知力缺乏、有急性药物不良反应或严重躯体疾病，对症处理后立即转诊到上级医院。必要时报告当地公安部门，协助送院治疗。对于未住院的患者，精神专科医师在居委会人员、民警等的共同协助下，2周内进行随访。

2. 病情基本稳定患者　若危险性为1~2级，或精神症状、自知力、社会功能状况至少有一方面较差，首先应判断是病情波动或药物疗效不佳，还是伴有药物不良反应或躯体症状恶化。分别采取在规定剂量范围内调整现用药物剂量和查找原因对症治疗的措施，必要时与患者原主管医生取得联系，或在精神专科医生指导下治疗，经初步处理后观察2周，若情况趋于稳定，可维持目前治疗方案，3个月时随访；若初步处理无效，则建议转诊到上级医院，2周内随访转诊情况。

3. 病情稳定患者　若危险性为0级，且精神症状基本消失，自知力基本恢复，社会功能处于一般或良好，无严重药物不良反应，躯体疾病稳定，无其他异常，继续执行上级医院制订的治疗方案，3个月时随访（图6－5）。

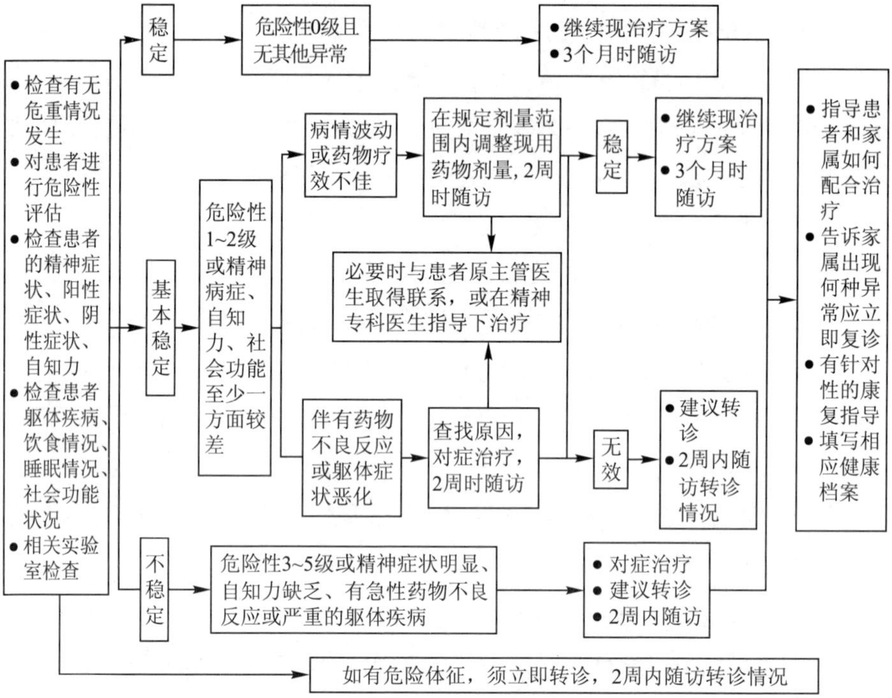

图6－5　重性精神疾病管理服务流程

（三）精神类疾病重点病种的急诊分诊流程

依照《急诊科建设与管理指南（试行）》及《三级精神病医院评审标准（2011年版）实施细则》相关要求：建立精神药物中毒、严重暴力攻击和自杀自伤等重点病种的急诊服务流程与操作规范，“绿色通道”畅通，需紧急抢救的危重患者可先抢救后付费，保障患者获得连贯医疗服务。

1. 精神药物中毒急诊分诊流程　对精神疾病患者服用药物过量的情况，

首先对患者所服用药物的种类、服用量等都要清楚了解，既往研究发现急性药物中毒中最常见的药物品种是镇静安眠药，其中以苯二氮䓬类药物更常见，其次为抗精神病药及解热镇痛药等。对于不能配合或意识不清楚的患者，分诊到抢救室中的洗胃室进行洗胃，一般洗胃液量 10 000 mL，液温 30 ~ 35 ℃；对于能配合及意识清楚的患者，应及时给予催吐处理。患者出现抽动、昏迷现象来院就诊，应联系常见中毒资料库或相关部门，以便能及时、准确获取药物毒性信息及有效的救治方法，及时为患者进行血药浓度检测，及时给予患者对症处理，进行血液透析治疗。

2. *严重暴力攻击急诊分诊流程* 暴力行为是精神科急诊最常见的严重紧急情况，必须立即处理，大多数患者发生暴力后被家人、同事、警方强制送来，要处理直接实施的暴力行为，预防潜在的暴力。

（1）评估：①及时评估患者所面临的危险，为患者提供一个安全的场所和恰当的临床处置，急诊分诊护士重点评估患者发生暴力行为的可能性，如有无自知力，是否存在与暴力行为有关的精神症状，包括敌意、兴奋、激动、幻觉妄想和躁狂状态等，目前是否仍有行为和企图。②在时间紧迫、信息量有限的情况下，尽快将注意力集中在疾病的主要方面，安全第一。向一切知情人了解情况，接触患者前掌握更多信息。了解暴力倾向特征：男性、年轻、贫穷、文化程度低、缺乏社会家庭支持是暴力发生的高危因素。其他特征有：过量饮酒；有被捕和犯罪行为史；有童年受虐待史等。③识别暴力行为的早期预兆，暴力威胁要特别予以重视，病情恶化，特别是针对某个人的妄想幻觉，行为突然改变，内心紧张的外在表现如喊叫、低声自语等，也应重视。④迅速判断出急诊类型及原因：自杀、自伤引起的生命危险，家庭纠纷、家人忽视导致生命危险，严重激越、谵妄造成的衰竭，妄想、幻觉造成的潜在危险等，做出应对，并结合病史视触叩听、精神检查和实验室检查做初步诊断。⑤对严重兴奋激越的患者可以先行保护性约束，再做必要的检查，已经约束的患者暂时不要解除约束。

另外，为及早识别急诊门诊精神疾病患者的暴力危险行为，可通过相应的暴力风险评分表对患者危险行为进行评估，并根据评估结果采取适当的护理措施。比如外显攻击行为量表（modified overt aggression scales，MOAS）是美国哥伦比亚大学精神医学系编制而成的，用于客观评定精神患者的攻击冲动行为。其全部行为评定项目均使用描述性句子，并有若干例句，通过客观观察评分，将4类攻击行为分别命名为言语攻击、对财产的攻击、自身攻击和体力攻击。此量表对每类行为增加了详细的定义，且均按0～4共5级评分，各项目的描述更符合日常临床上对危险行为的记录，最后还设置了一个各类行为的加权总分，即言语攻击分×1、对财产的攻击分×2、自身攻击分×3、体力攻击分×4；总分为全部加权分之和，可用以表示攻击行为的总体严重程度。经过效度和信度测试，该量表具有优良的品质，是研究精神疾病患者危险行为及其预测的一个很有用的工具（表6－10）。

表6－10　修改版外显攻击行为量表（MOAS）

患者姓名：　　　　评分者：　　性别：　　日期：

（指导语：从下列每一类攻击行为中，选择一个最适合的评分，该评分能准确地描述特定观察周期内患者最严重的攻击行为。）

一、言语攻击：言语敌对，即用平时讲话或辱骂的方式，试图通过贬低某人的话或脏话来使人遭受心理伤害，或者是体力袭击的威胁

0 无言语攻击

1 愤怒的喊叫，适度的咒骂或人格侮辱

2 恶毒的咒骂，带有严重的侮辱性，可以有情绪的爆发

3 对他人或自己带一时冲动性质的暴力威胁

4 对他人或自己反复的或蓄意的暴力威胁（如：要抢钱或发生性关系）

二、对财产的攻击：盲目地或不顾后果地毁坏病房的设备或他人的财物

0 无对财产的攻击

1 愤怒地冲门、撕衣物、在地板上小便

2 摔东西、踢家具、毁损墙壁

3 击打房间内的东西、打碎玻璃

4 放火、危险地扔东西（如将贵重或易碎品扔出窗外，或砸碎之）

三、自身攻击：对自己的伤害，如自残或自杀企图

0 无自身攻击

1 挖或抓皮肤、拔头发、击打自己（未造成损伤）

2 撞头、用拳击墙、自己跌倒于地上

3 使自身遭受轻度的切割伤、烫伤、烧伤或殴打伤

4 使自身遭受重伤或企图自杀

四、体力攻击：故意的暴力行为致人疼痛、身体损伤或死亡

0 无体力攻击

1 做出恐吓的姿态、对人挥拳、抓住别人的衣服

2 拳击、踢、推、抓他人或抓住别人的头发（未造成损伤）

3 袭击他人，造成轻度损伤（水疱、扭伤、皮肤伤痕等）

4 袭击他人，造成严重损伤（骨折、牙齿脱落、深度刀伤、意识丧失等）

5 总评：

量表	量表分	加权分
言语攻击		×1 =
对财产攻击		×2 =
自身攻击		×3 =
体力攻击		×4 =
加权分		

（2）应对措施：首先是劝导患者停止暴力行为，若患者情绪激动不听劝者，应对患者进行约束和制服，尽快让患者仰卧体位，对手上持有凶器的精神疾病患者应请警察协助，约束后将患者身上的利器没收。同时对患者既往史进行详细了解，如是否有自杀、自伤、冲动暴力、幻觉史，向患者家属了解此次发病的诱因；注意观察患者的精神症状和病情变化，及时评估患者可能存在的自杀行为、攻击行为等风险，及时给予患者镇静剂，若患者有外伤应及时给予处理。

1）通过询问病史，在接触患者前尽可能掌握更多信息，向一切知情人了解情况，了解患者的主诉。

2）接近并试着与患者直接接触，清除可移动的桌椅、器具，请旁观者离开。

3）给患者时间让其安静下来，大多数患者可经言语劝慰有所缓解，对话多的患者要允许他们宣泄、发牢骚，有时倾听是最好的安慰。

4）从做自我介绍开始，表明自己的医务人员身份。

5）镇静地谈话，向患者保证，你会帮助他们，要想办法找出使患者激动的原因，避免正面对抗，对患者的妄想要保持中立，用清楚直接、非威胁性的、诚恳的言语帮助混乱、激动的患者镇静下来。

6）姿势。站在患者旁边，可减少威胁、缩小目标；把双手放在前面让患者看见，不要让患者误认为你藏有武器。

7）不要单独接触患者，要配有适当的工作人员，经过适当的应对暴力的训练，应具有约束条件来控制暴力，在没有约束条件的场所，要请求援助。

8）设置抢救设备，留观床位，安排精神科急会诊或住院。

3. 自杀自伤急诊分诊流程　由于患者自杀意念和行为具有突发性、隐匿性及不确定性，门诊对诊前自杀事件危险因素的预见性评估尚无权威性建设机制。但任何精神病患者在实施自杀前均有着较为明显的征兆性反应，因此，分诊人员要对这些征兆进行严密观察，最大限度做到及早发现、及时防控。发现自杀者，应将患者立即分诊到抢救室，立即对其实施心肺复苏及人工呼吸等抢救措施。对自杀患者抢救成功后，密切观察患者心理变化及是否有行为异常等情况。另外，吴惠红等针对这一实际情况自制了精神科门诊意外事件预警评分表，其研究结果显示，该量表可以较好地筛查存在或潜在意外风险的高危患者，使护士可以从认知、情感等方面对患者进行量化评估，在一定程度上避免了不准确的主观判断，有利于及早发现自杀征兆，采取有效的监控措施（表6－11）。

表6－11　精神科门诊意外事件预警评分表

项目	0分	1分	2分
既往史（意外史）	无	有，后果较轻	有，后果较严重
就诊情况	主动	被动	强迫
幻觉妄想	无	—	有
情绪行为	平稳	有不良行为，已保护	有不良行为，未保护
家属配合程度	积极配合	被动配合	不配合

表6－12　简明精神病量表（BPRS）

圈出最适合患者情况的分数：

依据口头叙述	依据检测观察	未测	无	很轻	轻度	中度	偏重	重度	极重
1. 关心身体健康									
2. 焦虑									
	3. 感情交流障碍								
4. 概念紊乱									

续表

依据口头叙述	依据检测观察	未测	无	很轻	轻度	中度	偏重	重度	极重
5. 罪恶观念									
	6. 紧张								
	7. 装相和作态								
8. 夸大									
9. 心境抑郁									
10. 敌对性									
11. 猜疑									
12. 幻觉									
	13. 动作迟缓								
	14. 不合作								
15. 不寻常思维内容									
	16. 情感平淡								
	17. 兴奋								
18. 定向障碍									

总分：

焦虑忧郁因子：　　缺乏活力因子：　　思维障碍因子：

激活性因子：　　敌对猜疑因子：

1. 本量表为 18 项版本。所有项目采用 1 ~ 7 分的 7 级评分法，各级的标准为：①无症状 1 分；②可疑或很轻 2 分；③轻度 3 分；④中度 4 分；⑤偏重 5 分；⑥重度 6 分；⑦极重 7 分；⑧如果未测则记 0 分。

2. 总分（18 ~ 126 分）反映疾病严重性，总分越高，病情越重。单项分（0 ~ 7 分），反映症状的分布和靶症状的严重度。单项指的是 1 ~ 18 所列项目。

3. 因子分（0 ~ 7 分），反映症状群的分布和疾病的临床特点。一般归纳为 5 个因子：①焦虑忧郁，包括 1，2，5，9 等 4 项；②缺乏活力，包括 3，13，16，18 等 4 项；③思维障碍，包括 4，8，12，15 等 4 项；④激活性，由 6，7，17 等 3 项组成；⑤敌对猜疑，由 10，11，14 等 3 项组成。如焦虑忧郁因子分等于 1，2，5，9 等 4 项单项分总和。

第五节　“三无”及特殊情况患者分诊评估

随着社会的发展、医学模式的转变、急救制度的完善、“120”“110”等呼救网络的形成，公民的急救意识提高；由于各种意外事故的增加，急诊科经常接收一些“三无”及特殊情况患者。“三无”患者，指无身份证明（姓名和居住地）、无责任承担机构（或人员）、无抢救治疗经费的患者。特殊情况患者系指在各种突发事件中受伤、中毒或突发疾病等，神志清醒，虽能简单叙述姓名、家庭住址、工作单位等，但暂无资金、无家属或陪同，或有陪同暂无资金的急危重症患者。国内刘浩宇等人研究显示，作为一个特殊的急诊就诊群体，“三无”及特殊情况患者的就诊人数占有一定的比例，救治疾病以乙醇中毒、外伤、神经及精神疾病等为主。与其他患者比较，“三无”及特殊情况患者没有家属、没有治疗经费，而且很多无法了解病史，仅仅按照常规的分诊治疗流程很容易遇到阻碍，发生纠纷的隐患甚至在某种程度上远远大于急救的难度。这不单单是因为病情的不可预知性，更是因为人们对医疗服务质量的不断要求，以及人性中不信任成分的体现。而这些问题不但会影响治疗的进程，同时也易于发生各种法律纠纷、医疗纠纷、经济纠纷，这给急诊分诊和进一步的及时救治带来了很大的困难。

一、“三无”及特殊情况患者接诊、分诊须知

（1）正是在这种现实情况和医院人道主义呼吁情况下，河南省结合国务院相关文件精神，于2014年11月3日正式下发《河南省疾病应急救助基金制度实施办法》，今后流浪人员、身份不明或无负担能力的患者可获应急救助基金救助，基金由财政拨付，对“三无”及特殊情况患者的分诊及救治可按照此管理办法执行。

（2）对“三无”及特殊情况患者，要以高度责任感和救死扶伤的人道主义精神，遵循先抢救后付款并登记的原则，及时向医务部及分管业务副院长或总值班汇报，任何人不得以任何理由延误患者抢救。对于此类患者，医院应及时开放绿色通道，实行检查、治疗、手术、入院、留观等一站式护理服务，使患者得到快捷、安全、有效的救治。

（3）“三无”及特殊情况人员其前提必须是患者。所以，我们在接触此类人群或患者时首先要判定对方是否患有疾病，尤其是否患有急需处置或亟待抢救的疾病。因为在实际情况下，经常遇到有些自以为是患者，但却不是患者或至少不属于急救对象的无主患者，这种情况在乞丐、缺吃少穿、上访上告和年老体弱者中较为常见。需要说明的是，缺水与饥饿、酷暑与寒冷都有可能导致疾病或加重病情，使呼救者的情况发生变化而产生始料不及的严重后果。

（4）认真做好医疗文书记录，妥善保管病历资料。“三无”患者的医疗文书记录非常重要，要详细记录接诊时间、出车时间、到达现场时间、病情变化、现场救治、相关检查、患者长相，必要时，留取影像资料并加强病历资料保管，防止丢失、破坏，方便以后调查取证，为可能发生的医疗纠纷提供有利依据。

（5）妥善保管患者财物、协助寻找家属。患者身上的财、物、证件在一般情况下属于个人隐私，但在病情危重、生命受到威胁时，急救人员可以因寻找相关病史资料或亲属的线索而查找其物品、证件。因此，对于接诊回到医院的病情危重或神志不清的“三无”患者，立即报告保卫科，与保卫科人员一起共同清点患者随身物品、证件并进行登记，交由保卫科保管，以备家属认领。同时，协助保卫科辨识患者身份。保卫科及时与当地政府、派出所、民政部门联系。经过查找，大部分“三无”患者均能确定其身份，保证了“三无”患者的后续治疗，也避免了医院的经济损失。

（6）“三无”及特殊情况患者陪护安排。对“三无”及特殊情况患者不能自理又无陪同的，做检查、办理住院手续由医务部（夜间由总值班）通知保卫科安排人员负责，等家属到院后保卫科人员负责催缴欠款。入院后由收治科室负责，确需安排陪护的由收治科室汇报医务部（夜间由总值班）安排陪护，并做好记录。

（7）“三无”及特殊情况患者治疗过程督导。“三无”及特殊情况患者收入科室后，医务部应在 8 h 内组织药剂科、护理部、医保科对患者治疗及用药情况进行严格检查，同时以后每天检查一次，对违反治疗常规检查、用药的按院规进行处罚。

（8）“三无”及特殊情况患者治疗费用。对“三无”及特殊情况患者，医务部负责及时联系其家属及时来院缴纳治疗费用，对欠款数额较大又迟迟不缴费的，医务部在收集相关费用证明后组织收治科室主任、护士长、保卫科长上门催缴。对“三无”患者和确实因经济困难收缴不上的治疗费用，患者出院后收治科室将住院期间发生的费用清单打印，经急诊科、医务部、药剂科、护理部、医保科负责人审核，均符合正确治疗、收费规定并签字后，报业务副院长、院长签字再到财务、信息科按规定结算。同时，按要求填写《河南省疾病应急救助基金支付申请审批表》。

(9)“三无”及特殊情况患者抢救无效死亡的处理。“三无”及特殊情况患者经抢救无效死亡的，收治科室应及时报告医务部、保卫科，保卫科及时通知司法鉴定中心法医检验尸体，按规定做好相关记录，对确实找不到监护人或家属的“三无”患者，由保卫科协调派出所、民政局按相关手续火化尸体。

二、“三无”及特殊情况患者分诊方法

1. 仔细做好体格检查　“三无”患者就诊时，急诊科接诊护士应仔细询问送诊人员患者的基本情况，包括发病现场情况、当时的病情，甚至患者的体位等，以便为诊断和治疗提供最确切的依据。为患者做好体格检查，测量生命体征，根据病情进行分流，使患者在最短的时间内得到最适当的救治(图6－6)。

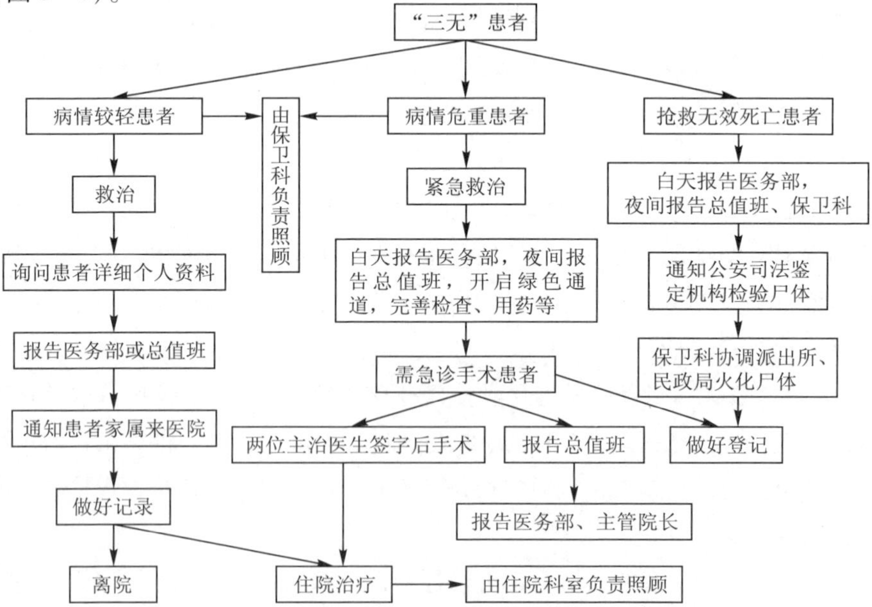

图6－6　“三无”及特殊情况患者服务流程

2. 病情较轻的“三无”及特殊情况患者的救治　对于病情较轻、无生命危险、生命体征暂无严重后果者，由接诊医生进行必要的临时处理并询问其姓名、住址、联系电话或单位，并报告医务部或总值班室（夜间或休息日），由医务部或总值班室通知其家属或单位患者的病情并让其及时来院办理相关手续，做好记录。此类患者生命体征稳定，一般无生命危险，但生活不能自理或生活自理有困难，原则上以急诊治疗或留观治疗为主，给予必要的检查，提供基本的治疗措施及护理措施，了解患者的需要，生活上给予关心和照顾。

3. 病情危重的“三无”及特殊情况患者的救治　直接进入急救“绿色通道”，接诊医护人员先进行紧急救治并询问其姓名、住址、联系电话或单位，并报告医务部或总值班室（夜间或休息日），由医务部或总值班室通知其家属或单位患者的病情并让其及时来院办理相关手续，做好记录。需紧急做检查的，务必保持急救绿色通道畅通无阻，接诊医生在相关检查单上注明“绿色通道”并签字后加盖“绿色通道”章后即可做相关检查。急救护士站应在 10 min 内报告医务部和分管业务副院长（夜间报告总值班）。入院后急需手术者，科室内两名主治医生签字后可直接实施手术，同时报告医务部（夜间报告总值班），医务部（夜间报告总值班）及时向分管业务院长汇报。涉及传染病、中毒或其他不明原因死亡的患者，应及时通知医院感染管理办公室。

三、“三无”及特殊情况患者就诊特点

（1）“三无”患者有些无经济来源，无劳动能力，又无法定赡养、抚养人，是生活在社会中最脆弱、最孤独、最无助、最贫困的特殊弱势人群。特别是女性“三无”人员，以流浪乞讨度日，衣着邋遢，恶劣的卫生健康问题，不良的饮食、生活习惯加大了她们患上各类疾病、传染病的风险，特别是部分患有性传播疾病，甚至有的怀有身孕，而这些感染疾病者无法得到及时救治，不仅是对患者自身的折磨，更加大了社会卫生安全隐患。

（2）“三无”人员有些不能或无法表述自己的病痛，精神疾病患者不配合治疗，甚至毁坏医疗设备仪器，殴打、辱骂医护人员，增加了医护成本和风险。

四、“三无”及特殊情况患者急诊分诊流程

1. “三无”精神疾病患者的处理　精神疾病患者本应由精神专科医生接诊，但近年来，在院前急救中遇到多例精神疾病患者，有躁狂现象，且无亲属在场。对于有精神疾病症状的患者，医务人员不能靠近患者，因为有可能受伤，但又不能放弃不管，且不知应将患者送往何处，如直接将患者送往精神病院，又会遭拒收。这对急诊医护人员是一个巨大考验与挑战。面对这类事件，拨打“110”，协助束缚患者，先给予镇静，然后检查治疗，并护送回医院，给予相关辅助检查，并请神经内科及其他科室会诊，排除器质性疾患所致精神症状后，报告医务科，请精神医学专科医生会诊，出具证明，转送精神病专科医院。

2. “三无”酒精中毒患者的处理

（1）由于“三无”患者急性酒精中毒并无家属或朋友陪伴，“120”送诊时，其情绪不稳，言语表述不清，对既往史、家族史记忆不清晰，现病史表述不全面、不确切，而且发病时无其他人在现场，只能靠急救人员提供到达现场时候的情况；由于无法追问病史，致使与急性酒精中毒有关联的重要病史及是否有摔伤史无法收集。急性酒精中毒后的恶心、呕吐、腹痛、烦躁、意识障碍等症状，易掩盖其他疾病的临床表现。另外，患者烦躁不安，不配合查体，甚至拒绝查体，导致重要阳性体征无法提取。以上原因，均会给医护人员正确及时诊断处理造成困难，易出现漏诊，甚至误诊，引发医疗纠纷。

（2）提高医护人员的服务意识。“三无”患者急性酒精中毒，由于饮酒后情绪不稳，自控力差，是发生医患纠纷的高危人群。因此，医护人员接诊此类高危人群时，提高服务意识。沟通交流时注意方式、语言、表情、眼神，并密切观察患者的反应，适时避开某些话题，避免激惹患者。同时，此类患者在急诊科诊疗、留观期间，医护人员应加强巡视，多关心、安慰患者，倾听患者诉说，让其发泄心中的郁积、不满；在患者清醒后，告知其本人酗酒的危害，指导其用其他方式宣泄郁闷，勇敢面对生活中的困难。

（3）提高医护人员的法律意识。急性酒精中毒的“三无”患者是急诊

科接诊的特殊群体，无家属目睹验证整个诊疗过程。因此，医护人员应增强法律意识，据实、认真、客观书写急诊病历，病历中医护记录一致，特别是入院时间、抢救时间、用药、病情变化经过，必须准确详细，以保障医疗文书的法律效力。对“三无”患者急性酒精中毒发生严重并发症或诱发其他疾病导致死亡者，事后联系到患者家属，应详细向家属介绍诊疗过程，据实向家属交代病情，交代时态度严肃、诚恳、富有同情心，以便取得家属对病情变化的理解。如接诊时患者已发生院外死亡，应立即上报医院，必要时请公安人员介入。

（4）提高医护人员的安全意识：“三无”患者急性酒精中毒后，多表现烦躁不安，应加强巡视，使用床护栏，必要时给予适当约束，并尽量安排在医护人员易观察到的地方，如患者行动时要有人搀扶，防止发生坠床或跌倒。

第六节　酒精中毒分诊评估

酒精中毒，俗称醉酒，是指患者一次饮入大量酒精（乙醇）后发生的机体功能异常状态，对神经系统和肝脏伤害最严重。酒精中毒临床表现分期：①兴奋期：出现头昏、乏力、自控力丧失，自感欣快、言语增多，有时粗鲁无礼，易感情用事，颜面潮红或苍白，呼出气带酒味；②共济失调期：患者动作不协调，步态蹒跚、动作笨拙，语无伦次，眼球震颤、复视，躁动；③昏迷期：患者沉睡，颜面苍白、体温降低、皮肤湿冷、口唇微绀，严重者昏迷，出现陈－施呼吸、心跳加快、大小便失禁，因呼吸衰竭死亡。也有因咽部反射减弱，饱餐后呕吐，导致吸入性肺炎或窒息而死亡。也有继发腔隙性脑梗死和急性酒精中毒性肌病（肌痛、触痛、肌肿胀、肌无力等）的报道。酒精因抑制糖原异生，使肝糖原明显下降，引起低血糖，可加重昏迷。国内综合性医院急诊科急性中毒患者流行病学研究显示：酒精中毒占第一位，要教育市民养成良好的生活习惯。急性酒精中毒在急诊中毒患者中较为常见，由于就诊患者饮酒量、饮酒种类以及自身体质不同中毒程度也就不同，大多自制力下降，行为异常，常发生跌倒、坠床、误吸、脱管等意外事件，常常引发护患纠纷，为了保证患者安全，分诊时要根据患者酒精中毒程度，分级分区系统化分诊患者。

一、酒精中毒患者接诊、分诊须知

(1) 急诊就诊患者病种复杂，环境相对较差。酒精中毒患者在急诊科治疗过程中屡屡出现“借酒发挥”的现象，所以，除了对此类患者按一般就诊规律进行总结分析外，还要有针对性地总结适合本地域的工作经验。

(2) 根据酒精中毒患者的就诊情况以及对不同程度中毒患者在院时间的判断，进行分区分级分诊。酒精中毒患者在急诊就诊容易出现的问题：原有损伤医源性加重、吸入性肺炎、昏迷患者皮肤破损、坠床、静脉通路无法保持、护士针刺伤、护患冲突、暴力事件、影响其他患者的治疗和休息。

(3) 陪同患者就诊人员也有一定程度酒精中毒的，有时不仅不能帮助医护人员对患者进行良性劝导，还妨碍医疗救治顺利进行。

二、酒精中毒患者分诊方法

1. 临床分诊评估标准

(1) 有新近饮过量酒精史。

(2) 适应不良或行为改变，如行为不检点或攻击性冲动、情绪不稳、判断力损害、社交或职业功能损害。

(3) 至少具备下列体征之一：①讲话吐字不清；②共济失调；③步态不稳；④眼球震颤；⑤面部潮红或苍白。

(4) 不是由于任何躯体疾病或其他精神疾病所致。临床可分为3期：兴奋期、共济失调期及昏迷期。

2. 接诊时，除常规问诊外应重点关注以下内容 ①饮酒时间、饮酒量、饮酒浓度；②饮酒期间有无外伤史、有无药物毒物接触史；③患者基础疾病史、药物过敏史；④患者目前最主要症状包括哪些，如昏迷、烦躁、消化道症状、心悸、头昏等。查体包括：生命体征的监测，重点评估患者的意识状态、瞳孔情况，以及循环、呼吸、体温等情况；有无外伤体征，并进行常规查体（表6－13）。

3. 初步了解患者同行人员与患者的关系　同行人员是否清醒、有无醉酒，避免发生矛盾；及时将了解到的情况与接诊医生交流沟通，消除医疗纠纷隐患。

表 6－13　根据患者临床表现酒精中毒中毒程度判断标准

酒精浓度	临床表现
轻度：100～150 mg/dL	心率快、烦躁、胆怯、夸大、过度亲密或者好辩，注意力不集中，判断力下降等兴奋状态
中度：150～250 mg/dL	言语快而不清、焦虑步态、复视、恶心、心动过速、动作失调等共济失调表现
重度：大于 250 mg/dL	好斗、恍惚、言语不连续，呼吸深大、体温降低、皮肤湿冷、口唇发绀等表现

三、酒精中毒患者就诊特点

1. 酒精中毒患者有相对集中的特点，而且在不同的时期就诊的主要人群也不同　患者主要集中在节假日的晚上。情人节、圣诞节主要以青少年为主，6 月末、7 月初主要以毕业的大学生为主，元旦、春节前后主要以公司职员和民工为主。

2. 酒精中毒患者尤其是中、重度酒精中毒患者容易出现激惹与好斗的特点　不仅对急诊就诊环境产生了诸多不良影响，往往也造成了患者自身躯体意外伤害，甚至有时对医护人员的心理和自尊造成一定冲击。因此，在接诊分诊过程中，分诊人员尤其要注意服务态度，尊重患者人格，在提供优质热情、耐心谨慎的护理服务的同时，也要做好自身防护，包括心理准备预防和躲避预防措施，防止发生分诊人员的人身伤害。

四、酒精中毒患者急诊分诊流程

根据患者临床表现按照酒精中毒程度进行分级分区就诊。轻度酒精中毒患者分诊到诊疗区但必须有陪伴人员；中度酒精中毒患者分诊到留观区，尽量安置在对其他患者影响相对较小的区域；重度酒精中毒患者直接送入抢救区（表 6－14）。

表 6-14　酒精中毒患者急诊分诊标准

级别	有无外伤	酒精中毒程度	处置
1 级	严重昏迷期且伴有明显外伤	重度	抢救区
2 级	昏迷期无伴发外伤症状	重度	抢救区
3 级	共济失调期无外伤或伴有外伤	中度	留观区
4 级	兴奋期无外伤或伴有外伤	轻度	诊疗区（陪护人员）

1 级患者首先测量生命体征，同时开放静脉通路，然后尽快完善检查以明确诊断。在整个护理过程中把预防性保护重要脏器的思想贯穿始终。在抢救的同时协助完成床旁检查，如 X 线检查、B 超检查、腹部穿刺等。在稳定患者生命体征后，携抢救用物陪同患者行 CT、磁共振等检查，尽可能保证患者在检查过程中的生命安全。护理注意要点如下。①保持呼吸道通畅：酒精中毒和严重颅脑外伤多伴有频繁呕吐的症状，我们将患者头偏向一侧，以免误吸。不能排除有脊柱损伤的行轴线翻身，预防医源性损伤发生，避免原发损伤的加重。②观察呼吸、血氧变化：一旦患者出现呼吸浅慢、潮式呼吸、胸腹矛盾运动、高浓度给氧发绀不缓解、$SpO_2 < 85\%$，立即配合医生行气管插管，用呼吸机辅助呼吸。③观察血压变化：酒精中毒患者的血压偏低，在静脉补液和适当保暖后，血压会逐渐恢复正常。如果患者血压高，除考虑其既往有高血压病史外，还考虑是否有颅脑外伤导致的颅内压升高。如血压低，且在补液后不升，或升高后又降低，或开始血压正常，补液后反而降低，重点考虑是否有内脏出血。

2 级患者无外伤情况。护理重点：维持生命体征平稳，防止并发症的发生，定时观察神志变化，准确执行医嘱，完善风险评估，预防跌倒、坠床。

3 级患者处于共济失调期，临床表现特征为：动作失调，神志不清、恶心、呕吐、语无伦次、站立不稳等。护理重点：保持静脉通道畅通，及时排除安全隐患，病房内尽量无障碍物以免碰撞跌倒。

4 级护理患者属于轻度中毒，临床表现以头晕、面部发红、眼部或者皮肤充血为主，多数患者伴有情绪不稳定。护理重点：安慰或者劝解患者，必要时给予镇静剂以稳定患者情绪，同时保持静脉通道畅通。

参考文献

[1] 刘保池，蔡聚雨，刘海燕，等．现代急诊医学［M］．郑州：郑州大学出版社，2006.

[2] 王红萍，潘曙名．急诊分诊指导手册．北京：人民卫生出版社，2014.

[3] 袁素平，张安琴，杜光会．急诊接诊、分诊新模式对汶川大地震批量伤员救治的效果评价［J］．护理实践与研究，2008，22：21 -23.

[4] 胡菲，张玉侠，张佳燕，等．儿科急诊5 级预检分诊指标的建立与应用［J］．中华护理杂志，2015，06：704 -708.

[5] 孙伟，姬爱平，王洪．“SOAP”分诊法优化口腔急诊预检分诊管理实践［J］．中国护理管理，2013，11：111 -112.

[6] 孙红，绳宇，周文华．急诊分诊标准的制定与实施［J］．护理学杂志，2007，13：58 -60.

[7] 金静芬，陈水红，张茂，等．急诊预检分级分诊标准的构建研究［J］．中华急诊医学杂志，2016，25（4）：527 -531.

[8] 雷永红，李榕彬，宋晓莉．急诊新护士的分诊专项技能标准化培训效果观察［J］．海南医学，2013，09：1387 -1389.

[9] 谢成，贺晓春，周凤琼，等．妇幼专科医院急诊儿科分诊护士培训模式及效果分析［J］．中国妇幼保健，2014，18：2844 -2847.

[10] 童新明，张美芬．新的分诊记录单在提高急腹痛患者分诊准确率中的应用研究［J］．临床医学工程，2010，02：44 -46.

[11] 缪小勇，徐葭，曹建平．羟考酮注射液滴定法在急诊创伤后疼痛处理的临床观察［J］．临床军医杂志，2015，11：824 -826.

[12] 魏澄．层级护理结合 CRAMS 评分法在急诊转运中的应用［J］．当代护士（中旬刊），2015，10：171 -173.